UND WIEDER BLÜHI

MEIN LEBEN NACH DEM

Hildegund Heinl

UND WIEDER BLÜHEN
DIE ROSEN

MEIN LEBEN NACH DEM SCHLAGANFALL

THINKAEON

www.thinkclinic.com

drpheinl@btinternet.com

Twitter: @DrPeterHeinl und @Thinkclinic

Facebook: www.facebook.com/peter.thinkclinic

LinkedIn: Peter Heinl

Xing: Peter Heinl

Gestaltung und Umsetzung: uwe kohlhammer

Umschlagabbildung: Peter Heinl

Die gedruckte Ausgabe dieses Buches erschien erstmals 2001 im Kösel Verlag München und anschließend als Lizenzausgabe im Herder Verlag

Für meine vier Söhne
Peter, Thomas, Mathias und Alex,
die mich liebevoll durch die
dunkle Zeit geführt haben

INHALT

VORWORT
ZUR WIEDERAUFLAGE 2014

Es ist mir eine große Freude, das vorliegende, erstmals 2001 erschienene Buch meiner Mutter, Frau Dr. med. Hildegund Heinl, *Und wieder blühen die Rosen. Mein Leben nach dem Schlaganfall* in wiederaufgelegter Form im Thinkaeon Verlag herausgeben zu können.

Ich bin sicher, dass dieses Buch, in dem eine mit einer ungewöhnlichen Begabung für die Wahrnehmung von Körperprozessen und einem besonderen Gespür für psychosomatische Zusammenhänge ausgestattete Ärztin für Orthopädie und Psychotherapie den Schicksalsschlag eines Schlaganfalls – dem schon ihr Vater zum Opfer fiel – sowohl aus dem professionellen Blickwinkel als auch aus der schonungslosen Unmittelbarkeit einer aus einem vitalen Leben herausgerissenen Betroffenen beschreibt, nichts von seinem hohen Wert verloren hat und dass dieses Buch für all diejenigen, die mit dem Thema des Schlaganfalls und seinen oft genug so unerbittlichen, lebenseinschneidenden Folgeerscheinungen konfrontiert sind – seien es Patient/innen, Angehörige, Ärzt/innen und Mitglieder verschiedener wichtiger pflegender Berufsgruppen – ein hilfreicher Begleiter in der Not, wichtiger Ratgeber, einfühlsame Verstehenshilfe und Zuversicht vermittelnde Inspiration sein wird.

„In diesem Sinne," schreibt zudem Liz Mohn, die Gründerin und Präsidentin der Stiftung Deutsche Schlaganfall-Hilfe über dieses Buch in ihrem Nachwort, „entstand nicht nur ein Lebensbericht über einen einzelnen Menschen, sondern es wurde auch ein wichtiges Dokument für unsere Gemeinschaft geschaffen."

Der Anfang des Buches war hart, sehr hart, ja, eine schier übermenschliche Herausforderung. Meine Mutter – noch wenige Tage zuvor wie immer unerhört aktiv – lag nun hilflos wie ein gefällter Baum in ihrem Klinikbett. Mühsam von zwei Klinikschwestern aus dem Bett gehievt, um auf einen Stuhl platziert zu werden, saß sie vor einem winzigen Tischchen, vor sich die weiße schmucklose Wand des Klinikzimmers, und auf dem Tischchen eine altmodische Reiseschreibmaschine. Ich spannte ihr das Papier in die Schreibmaschine und sie begann dann langsam mit dem Finger der linken, ihrem Willen noch gehorchenden Hand nach dem, wie sie es nannte ‚Adlerprinzip', jeden einzelnen Buchstaben einzutippen, einen nach dem anderen.

Dies war der mir unvergessene Anfang dieses Buches, ein Akt bewundernswerter Haltung und auch der Anfang einer Entwicklung, die letztlich nicht nur zur Vollendung dieses Buches führte, sondern einige Jahre später auch zu der Darstellung ihrer Pionierarbeit auf dem Gebiet der psychosomatischen Orthopädie in dem Buch *Körperschmerz – Seelenschmerz. Die Psychosomatik des Bewegungssystems. Ein*

Leitfaden, das, ein Jahr vor ihrem Tod im Jahr 2004 erschienen, die Krönung ihres schaffensreichen Lebenswerks darstellt.

In diesem Sinne hoffe ich, dass das Buch *Und wieder blühen die Rosen. Mein Leben nach dem Schlaganfall* auch ein Beitrag zu einer empathischen Medizin sein möge und ein Ansporn und eine Ermutigung für Betroffene, nicht zu früh zu resignieren, die Hoffnung wie eine Kostbarkeit zu nähren und zu hüten und – auch im hohen Alter – unverdrossen Licht auf gestalterische Ausdrucksräume fallen zu lassen, auch wenn der schwere, dunkle Vorhang des Schlaganfalls andere Spielräume des Lebens dem leichten, bis dahin selbstverständlichen Zugriff entzogen hat.

Meiner Tochter, Ana Sophia Sawaya Heinl, danke ich für das Überlassen ihres Gedichts Calm Spirits. Susanne Kraft danke ich für ihre einfühlsame, wie immer so hilfreiche Arbeit bei der Durchsicht der Wiederauflage dieses Buches und Uwe Kohlhammer danke ich für die lebhafte Fürsorge und das gestalterische Flair, die er dem Buch angedeihen ließ.

Juli 2014   *Peter Heinl*

VORWORT
ZUR ERSTEN AUFLAGE 2001

Es gibt viele sehr gute Bücher, die den Schlaganfall umfassend darstellen, wie er entsteht, wie man ihm vorbeugen kann, sein vielgestaltiges Krankheitsbild in der Akutphase, die Auswirkungen und Folgen der Krankheit, die Möglichkeiten der Behandlung und das Leben danach. Freunde, Kolleginnen und Kollegen, Schülerinnen und Schüler und vor allem meine Söhne haben mich ermutigt, meine Erfahrungen aus der Sicht der Betroffenen und der Ärztin gleichermaßen niederzuschreiben.

Ich will erzählen, wie ich diese schwere Krankheit erlebt habe, die mich als ganzen Menschen in meinen Grundfesten erschüttert hat, und welch tiefe Spuren sie in meinem Leben hinterlassen hat. Ich will erzählen, was ich in diesen Monaten meiner Krankheit empfunden und was ich gefühlt habe, welche Gedanken mich bewegt haben, welchen Behandlungsstrategien ich gefolgt bin und wie ich den Weg zu einem dennoch lebenswerten Leben gefunden habe – mit achtzig Jahren.

Ich möchte allen Betroffenen und Angehörigen Mut zusprechen, nicht zu verzagen. Sie sollen wissen, dass der Körper und das Gehirn lernfähig und anpassungsfähig sind, auch noch im hohen Alter. Wichtig ist, die verborgenen Quellen, die in uns schlummern, für uns zu entdecken und nutzbar zu machen und damit dem Leben wieder einen Sinn zu geben. Den ärztlichen Kolleginnen und Kollegen mag das Büchlein ein tieferes Verständnis für die vom Schicksal schwer getroffenen Menschen erschließen.

2001   *Hildegund Heinl*

DIE AKUTPHASE

Wo aber Gefahr ist,

da wächst das Rettende auch

Hölderlin

SO FING ALLES AN

Er kam heimtückisch schleichend auf leisen Sohlen wie
ein Dieb. In den frühen Morgenstunden des 30. Dezember
drang er in die Welt meines Schlafes ein. Ich bemerkte ihn
nicht. Ich war schon des Öfteren so früh erwacht, das war
nichts Ungewöhnliches für mich. Ich stand auf und setzte
mich an den Schreibtisch. Die dunkle Stille des anbre-
chenden Tages umgab mich. Es war die Stunde der Briefe
an Freunde zum Jahresende. Die Gedanken gingen zurück.
Es lag ein schweres Jahr hinter mir. Ich war traurig und
erleichtert zugleich. Ich hatte eine große Last abgeworfen.
Mit neuen Plänen sah ich dem neuen Jahr freudig entgegen.
Noch zwei Tage, dann würde das alte Jahr endgültig die Tür
hinter sich schließen. Doch ein kaum spürbares Unwohlsein
erfasste mich. Es war mir, als lege sich ein feiner Schleier
über mich. „Kommt jetzt das Alter mit großen Schritten
auf mich zu?", dachte ich, legte den Stift aus der Hand und
suchte Erfrischung im Schlaf. Ich erwachte bei Tageshelle,
immer noch leicht benommen und etwas unsicher auf den
Beinen. Rasch vertrieb ich düstere Gedanken. Der Vormit-
tag verging mit Alltagsverrichtungen. Da läutete das Telefon.
Seltsam, meine Worte entglitten mir, sie zerflossen formlos.
Ich zog mich auf Ja- und Nein-Antworten zurück. Die Buch-

staben meiner Telefonnotizen sprangen aus ihrem Rahmen. Ich war irritiert und beendete rasch das Gespräch. Noch ehe ich nachdenken konnte, läutete es wieder. Mein Sohn wollte mir eine gute Nachricht bringen. Er kam nicht dazu. Er hatte es an meinen ersten Worten gehört und sprach es besorgt aus: „Mutter, hast du einen Schlaganfall?"

Es gab kein Entrinnen mehr in beschwichtigende Gedanken. Das, was ich immer als Bedrohung geahnt und befürchtet hatte, war eingetroffen. Schon als Kind war mir die Vorstellung, einen Schlaganfall zu erleiden, eine Schreckensvorstellung. Zu tief hatte sich das Bewegungsbild eines Menschen, der einen Schlaganfall erlitten hatte, in meine Seele eingeprägt. Der gestörte Fluss der Bewegung, der gebrochene Bewegungsrhythmus, der sich im Gang durch ein angestrengtes Herumführen (Zirkumduktion) des spastisch gelähmten Beines widerspiegelt, die durch die Spastik verunstaltete Hand, im gebeugten Ellenbogengelenk an die Brust gepresst, das von Bitternis und tiefer Trauer um den Verlust der Bewegungsfähigkeit gezeichnete Antlitz, all das war mir ein Schrecken. Und der Stock war Symbol des kläglichen, vergeblichen Versuches, den zusammengeschrumpften Bewegungsradius zu vergrößern und mit dem verlängerten Arm die lachenden, springenden Kinder zu erreichen und, in Verzweiflung über die Ohnmacht, ihnen böse Worte nachzuwerfen – dieser Mensch war ein Verlierer des Lebens.

Immer noch in der Hoffnung, es handle sich bei mir um eine vorübergehende Durchblutungsstörung im Gehirn ohne bleibende Folgen – wir nennen sie „Transitorische Ischämie-Attacke" (TIA) –, packte ich nur wenige Sachen ein und betrat am Arm meines Sohnes die Klinik.

Die ersten Stunden eines langen Leidensweges hatten begonnen.

DIE DIAGNOSTIK

Einmal erkannt, was mir bevorstand, schlug ich mich in meiner inneren Haltung auf die Seite der Ärzte. Ich betrachtete mich und beobachtete mich als Patientin, ruhig und sachlich. Ich ließ die Prozedur der Apparate-Diagnostik wortlos mit mir geschehen.

Der erste Tag ging voll Hoffnung zu Ende. Ich konnte meine Glieder noch bewegen, wenn auch mit verminderter Kraft, und die neuen bildgebenden Verfahren zur Darstellung des Gehirns hatten nichts Krankhaftes abgebildet (CT und MRT). Ich wurde beglückwünscht zu meinem „jugendlichen" Gehirn.

Ich erwachte am nächsten Morgen — und mit einem Schlag hatten sich meine Weltsicht und mein Welterleben vollkommen verändert. Was gestern noch unbedeutend, belanglos, nebensächlich war, wie von selbst ging, war zu einem unüberwindbaren, unerreichbaren Hindernis geworden. Es war, als sei ein dunkler Schatten auf meine rechte Körperhälfte gefallen: *Ich war halbseitig rechts gelähmt.* Diese Form des progredienten (fortschreitenden) Schlaganfalls zeichnet sich dadurch aus, dass die Krankheitszeichen allmählich, nicht schlagartig, beginnen und es Tage nach den ersten geringfügigen Anzeichen noch zu einer Zunahme der

Symptomatik des Hirninfarktes kommen kann. Mein Bewegungsradius war auf die Länge meines linken Armes eingeschrumpft. Ich lag hilflos, abhängig, schwer im Bett. Der Arm hing wie leblos am Rumpf, das Bein lag bleiern schwer auf seiner Unterlage. Ich konnte mich nicht drehen, nicht aufsetzen, für jeden Lagewechsel brauchte ich Hilfe. Nur meine Augen tasteten die Krankenzimmerwände ab, wie wenn da etwas zu entdecken wäre. Sie blieben an der Tür hängen. Wenn sie sich öffnete, gab sie für Sekunden einen Blick frei in die Krankenhauswelt.

Die Lähmung ging nicht zurück. Jetzt waren Unregelmäßigkeiten auf dem Film zu erkennen, die zunächst als Filmfehler interpretiert worden waren. Die Apparate-Diagnostik ging weiter. Ich wurde durch die endlos scheinenden, sterilen Krankenhausgänge und Stockwerke gekarrt. Man betrachtete sich gegenseitig und sah sich dabei nicht. Ich hatte mich längst in mich zurückgezogen. Man erreichte mich nicht mehr. Die Apparate schnarrten und knackten, gaben akustische und optische Signale, klopften und versetzten Stromstöße und zeichneten Kurven auf den Bildschirm. Würden sie die Funktion der Nervenbahnen abzeichnen? Würden sie in mir Hoffnung auf Regeneration wecken? Es stand schlecht um die Hand und das Bein. Ich wurde später einmal gefragt, ob ich mich zu diesem Zeitpunkt in meiner Not nicht einem Menschen anvertraut hatte. Zu sehr noch wollte ich die Familie und Freunde beruhigen, distanzierte mich von meinem

Wissen und hoffte auf eine absehbare Wiederherstellung. Nach einer Woche erst war das ganze Ausmaß des Infarkts im Hirnstamm auf der neuerlichen Filmaufnahme zu erkennen. Die großflächig zerstörte linke Seite des Hirnstamms stellte sich in grauer Tönung dar (siehe dazu die Röntgenbilder im Anhang).

Ich fühlte mich verwirrt in meinem Körper. Nicht nur, dass der Arm bewegungslos war, er blieb auch nicht da liegen, wo ich ihn hinlegte. Er rutschte von meinem Körper ab, und wenn ich nicht aufpasste, rutschte das Bein an der Bettkante herunter. Nur unter großer Anstrengung konnte ich mein Bein mit dem linken Arm wieder heraufholen. Eines Nachts wachte ich auf und stellte mit Entsetzen fest, dass mein Arm leblos aus dem Bett heraushing, wie bei einem Toten. Ich wusste im Augenblick nicht, was die Wirklichkeit war. Das war ein so schreckliches Gefühl, dass ich meinen Arm am liebsten festgebunden hätte. Der Rest meines Verstandes sagte mir jedoch, dass er dann in Gefahr war, stranguliert zu werden, weil ich ihn ja nicht so gut fühlen konnte. Ein andermal hatten sich die Beine in den Stäben am Fußende meines Bettes so verheddert, dass ich sie nicht mehr ohne Hilfe herauslösen konnte, weil ich die Kraft dazu nicht hatte.

DIE ERSTEN STEH- UND GEHVERSUCHE

Schon am ersten Tag war mir klar: Ich wollte an Gewicht abnehmen. Jedes Pfund würde mein Wiedererlernen des Gehens erschweren. Ich fasste den Entschluss und nichts, keine Verlockung, kein Zureden, konnte mich davon abhalten. In kürzester Zeit war ich auf mein Normgewicht gefallen.

Ich lag im Bett wie eine vom Baum gefallene reife Pflaume, schwer und fast reglos. Das Kreuzbein schmerzte. Ich konnte mir im Geist vorstellen, wie ein Decubitus entsteht. Also bemühte ich mich, das Kreuzbein zu entlasten. Das Aufsetzen am Bettrand war trotz Hilfe eine Prozedur. Nur mit Mühe konnte ich die Balance halten und der geringste Stoß konnte mich auf die Seite kippen lassen. Auch das Umsetzen in den Rollstuhl gelang nur unter großen Mühen. Unter anstrengender Hilfeleistung durch die Krankengymnastin gelang es mir, mich aufzustellen und die ersten Schritte zu erproben. Es war eine Prozedur. Und doch sollte es so früh wie möglich sein. Je früher die Bewegungsbehandlung einsetzt, umso mehr Hoffnung besteht auf Eingrenzen der bleibenden Schäden. Es ist ja nicht so, dass man auf dem so genannten gesunden Bein stehen kann. Durch die Schädigung des Hirnstamms (Verbindung zwischen Großhirn und Rückenmark) sind etwa zehn bis zwanzig Prozent der Nervenbahnen des so genannten gesunden Beines betroffen, denn zehn bis zwanzig Prozent der Nervenbahnen verlaufen ungekreuzt durch den Hirnstamm, während circa achtzig bis neunzig Prozent der Bahnen hier kreuzen. Ebenso können netzförmige Verbindungen vom Hirnstamm zum Kleinhirn, die das Gleichgewicht mit kontrollieren, unterbrochen sein. Mühsam muss der Körper wieder lernen, das Gleichgewicht zu halten.

Ich sollte gehen, ohne den Handlauf zu benutzen. Mit Schweißperlen auf der Stirn stützte die Krankengymnastin das gelähmte, in seinen Bewegungen ataktische, also unkoordinierte Bein. Das Bein baumelte in der Luft und trat dann irgendwohin. Ich versuchte unter größter Konzentration und Anstrengung das Knie auf fünf Grad Beugung einzustellen, damit es nicht nach hinten in die Überstreckung durchschlug. Aus meiner orthopädischen Erfahrung wusste ich nur zu gut, wie empfindlich der Knorpel mit einer Gelenkarthrose auf solche Fehlbelastungen reagiert. Nach wenigen Schritten sank ich vollkommen erschöpft ins Bett.

MEINE DENKWELT UND DIE PROGNOSE

Ich war hellwach und bewusstseinsklar. Mein Gedächtnis funktionierte ausgezeichnet, es hatte keinen Schaden erlitten. Nach dem ersten Schock regte sich mein Trotz, und ich fing an, Briefe zu diktieren und auf meiner alten Reiseschreibmaschine mit der linken Hand zu schreiben, im Rollstuhl sitzend, die rechte Hand von der Armlehne gleitend, der rechte Fuß eiskalt.

Der Schlag war nicht in meine Denkwelt eingedrungen. Ich las und las und sammelte die neuesten Informationen über die Behandlung des Schlaganfalls. Aus dem Studium vor sechzig Jahren war mir die hoffnungslose Stimmung, die die Erkrankung kennzeichnete, in der Tiefe meines Herzens geblieben. Nun las ich voller Spannung die neuesten Ergebnisse der Hirnforschung und schöpfte Hoffnung, auch wenn die Prognose über den Verlauf der Erkrankung und ihre Folgen aufgrund der Ausdehnung der sichtbaren Schäden lautete, Rollstuhl und Pflegerin in meinen Alltag zu integrieren. Ich nahm die Diagnose und Prognose, ohne mit der Wimper zu zucken, gelassen hin, als sprächen wir über eine Fremde. Längst hatte sich meine empfindsame Seele verkrochen. Nur wenige elektrische Impulse hätten sich bei der Untersuchung an der Hand dargestellt. Die Kollegin sagte zwar: „Sie müssen üben, üben, üben" wie zum Trost, aber ich hörte es an ihrer Stimme, am Tonfall, dass sie nicht wirklich an eine Wiederherstellung glaubte. Üben, üben, üben, das waren die Worte, die ich aus der Klinik mitnahm – aus Verzweiflung und Trotz nahm ich sie als letzte Hoffnung mit, und sie entfalteten ihre Wirkung, wann immer ich aufgeben wollte.

DIE FRÜH-
REHABILITATION

DIE VERLEGUNG

Die Diagnostik war nach zehn Tagen abgeschlossen. Es stand fest: Ein großer linksseitiger pontiner Hirnstamminfarkt mit rechtsseitiger Hemiplegie und Dysarthrophonie, das heißt eine Durchblutungsstörung im Hirnstamm links mit ausgedehnter Zerstörung von Gehirngewebe dort, wo die motorischen und sensiblen Nervenbahnen, die so genannten Pyramidenbahnen, auf engem Raum kreuzen, wo die lebenswichtigen vegetativen Zentren für Atmung, Herz, Kreislauf und Blutdruck liegen und wo es Netzverbindungen zum Kleinhirn gibt. Die Folgen dieser Katastrophe im Gehirn waren vor allem die Lähmung der rechten Körperhälfte sowie Sprech- und Schluckstörungen, vegetative Störungen und eine labile Stimmungslage.

Die Verlegung in eine Rehaklinik in der näheren Umgebung stand an. Alles war fremd und mir grauste davor. Aber meine Söhne – alle vier sind Ärzte – hatten eine andere Lösung. Sie packten mich ins Auto, wohl eingehüllt, und brachten mich im fliegenden Wechsel achthundert Kilometer entfernt in das Krankenhaus, in dem mein Sohn Mathias als Chirurg tätig ist. Ich überstand die Reise sehr gut, war glücklich, nicht im langdauernden Krankentransport, sondern flott in lieber Gesellschaft gefahren worden zu sein. Wir kamen gut an und wurden freundlich empfangen. Zweieinhalb Monate sollte dieses Krankenhaus meine Bleibe werden.

Ich wurde auf die moderne geriatrische Krankenstation verlegt. Man arbeitete dort mit dem pädagogischen Konzept der Hilfe zur Selbsthilfe, das therapeutische Konzept war das nach Bobath, das heute am häufigsten vertreten wird. Das gesamte Stationspersonal war in diesem Konzept geschult, sodass sein Handeln einheitlich war, was mir als Patientin viel Sicherheit gab. Es wurde streng auf die Lagerung der gelähmten Glieder geachtet, die Versuche zur Selbsthilfe wurden gefördert, das Essen immer fraglos, dem Grad der Behinderung angemessen, zubereitet und mit Selbstverständlichkeit und Takt wurde die Intimpflege verrichtet, die am Anfang so schwierig und peinlich war. Nur wer einmal die schreckliche Lage der vollständigen Hilflosigkeit und Abhängigkeit an sich selbst erlebt hat, kann ermessen, wie hilfreich und wohltuend es ist, wenn die winzigen Schritte und Versuche auf dem Weg zur Selbständigkeit mit Geduld geachtet und unterstützt werden. In den zehn Wochen habe ich bei den pflegerischen Verrichtungen nie ein Gefühl von Demütigung und Ungeduld erlebt – und wie wund ist da die Seele!

Ich fühlte mich aufgehoben und geborgen und war ganz auf den Innenraum zentriert, in der Zeitlosigkeit versunken. Ich war weit weg von zu Haus, und es war nur wenigen Angehörigen und Freunden möglich, mich in dieser Zeit zu besuchen. Ich hatte es so gewollt. Mir war die ärztliche, therapeutische und pflegerische Betreuung das Vordringlichste, denn ich weiß, wie wichtig gerade die ersten Wochen nach dem Schlaganfall für die Rehabilitation sind.

Die Mittagsstunde war die Stunde der Freunde, die ihre Zugehörigkeit und Anteilnahme in Karten, ermutigenden Briefen, Päckchen und ausgesuchten Buchsendungen zum Ausdruck brachten. Einmal verwandelte eine Freundin, die zweihundert Kilometer entfernt wohnte, das Krankenzimmer mit Deckchen und Tässchen und Kaffee und Kuchen – alles hatte sie in ihrem Körbchen mitgebracht – in Windeseile in ein Kaffeestübchen. Ich war wie verzaubert, und wir plauderten und vergaßen alles um uns herum. Freunde meines Sohnes besuchten mich, fuhren mich zum ersten Mal aus. Ich lernte diese freundschaftliche Geste dankbar anzunehmen und mich über bergige Straßen und holpriges Pflaster unter Anstrengung im Rollstuhl schieben zu lassen. Erinnerungen an indische Rikschafahrten waren aufgetaucht, an die ich mich als Europäerin schwer hatte gewöhnen können. Aber ich begann, meine Scham zu überwinden, meine Realität anzunehmen und mich an den Ausfahrten zu freuen.

Und die kurzen täglichen, liebevollen Besuche meines Sohnes zwischen seinen Operationen waren etwas ganz Besonderes, hatte ich ihn doch in den letzten Jahren nur so selten sehen können. Er war mir mit seinen klaren, festen Worten, die in einem tiefen Verständnis ihre Quelle hatten, eine große Hilfe, wenn ich verzagen wollte. Er brachte mir Bücher und Musik, die mich in der Ruhe sehr erfüllten. Ich übte Treppengehen, um ihn besuchen zu können. Dort erlebte ich meine Premieren, die wir gemeinsam mit dem Enkel feierten, der sich durch tatkräftige Hilfe beim Rollstuhlschieben in seinem ersten Erschrecken über meine plötzliche körperliche Veränderung helfen konnte. Ich war dann auch bei kaltem Ostwind im Rollstuhl auf dem Fußballplatz Zeuge seines Fußballspiels.

Das Krankenzimmer war meine Welt, die vielen Blumen von Familie und Freunden am Fenster die zärtliche Begrenzung. Alle Kräfte in mir richteten sich auf den einen Gedanken: Ich wollte wieder gehen und mich frei bewegen können. Es war eine tiefe Frage der Existenz. Es gab nur *entweder – oder*. Ein Versinken in Resignation und das Leben dahindämmernd beenden, das wollte ich nicht.

DIE SPRACHE

Irgendwann entdeckte ich meine Gesichtslähmung. Durch Zufall fiel ein Blick in den Spiegel. Ich war zutiefst erschreckt von meinem Bild. Es war schwer, das Bild als das meine anzunehmen. Würde die Gesichtslähmung sich wieder zurückbilden? Ich bangte darum. Aber noch mehr als die Entstellung des Gesichts, die besonders deutlich beim Lachen ist und manchen Patienten aus Scham das Lachen vergällt, beunruhigte mich, dass mit der Gesichtslähmung auch meine Sprache verstört war – nicht im Sprachzentrum im Großhirn, sondern infolge der Dysarthrophonie, einer Schädigung der Nervenbahnen und der Sprechmuskulatur, im Hirnstamm.

Es war in den ersten Wochen sehr schwer, mich in der Sprache wieder zu finden. Eine tiefe Identitätsstörung war die Folge. Ich erkannte mich nicht – das war nicht Ich. Die Worte verloren ihre Begrenzung, sie zerfielen, sie uferten zu undeutlichen Gebilden aus und stolperten über die Lippen. Sie klangen ganz anders als ich sie gedacht hatte. Sie waren mir fremd. War das Ich? Ich wurde schweigsam. Die Modulation war verloren, die Stimme rutschte tiefer, war rauer, nicht kontrollierbar in der Lautstärke, nicht flüssig im Satzgefüge, nicht harmonisch und melodisch eingetaucht in den

Fluss der Rede. Der Weg zur Quelle, zum Gefühl, war unterbrochen. Häufige Heiserkeit bis zur Stimmlosigkeit irritierte mich. Anfangs verlagerte ich das Sprechen auf die linke Seite und nach hinten in den Rachenraum, ein Versuch, dennoch zu sprechen.

Unter Anleitung meiner Logopädin, der Therapeutin für Sprachheilkunde, trainierte ich die Zungen- und Lippenmuskulatur. Mit ausgeklügelten Lauten und lustigen Texten trainierten wir einzelne Sprechmuskeln und ihre gestörte Koordination. Darüber hinaus schenkte sie mir einen Einblick in den hochkomplexen, faszinierenden Prozess des Sprechens und stärkte mein Vertrauen in die Wiederherstellung. In meinem Kopf erlebte ich das Denken bildhaft als schnelle hin und her schießende bunte Linien, die ineinander verwoben sich zu Worten formten. Ich war dann immer ganz verwirrt, wenn die Worte langsam und oft verbildet herauskamen.

Allmählich ging die Gesichtslähmung bis auf einen diskreten Rest zurück. Noch immer war mir, als ob ich unter Anstrengung über einen Stein im Mund spräche, die Zunge war schwerfällig geworden und kam mit dem Denken der Worte nicht nach. Ich lernte, langsamer zu sprechen, und redete nur, wenn ich Wesentliches zu sagen meinte. Oft verschluckte ich mich am eigenen Speichel.

Mit der zunehmenden Kräftigung der Sprechmuskeln kamen die Laute geformt zurück. Ab und an kamen sie wieder – meine Worte – und bewegten sich wie vertraute

Wesen über meine Lippen, und meine Ohren begrüßten sie als alte Bekannte. Erst jetzt, mit dieser Erfahrung weiß ich, welche Freude ich an der Sprache hatte, jetzt, wo ich sie verloren hatte.

Heute, ein Jahr später, bin ich glücklich, mich in meiner Sprache wieder zu finden. Nur manchmal, wenn die Seele bebt, kommt auch ein Beben in das Wortgefüge.

DER ARM UND DIE HAND

Wie traurig sieht eine Hand aus, die vom Schlaganfall getroffen wurde. Weich und schlaff, wie eine welke Blume mit hängendem Köpfchen. Alles Leben scheint aus diesem Wunderwerk der Natur entwichen.

Ich wollte mich nicht damit abfinden. Immer wieder, unermüdlich, stützte ich den Ellenbogen des gelähmten Armes auf und versuchte, die Hand im labilen Gleichgewicht, den Zeigefinger zu bewegen. Ich schloss die Augen und versuchte, unter großer Willensanstrengung Bewegungsimpulse zu denken. Vor meinem inneren Auge sah ich bildlich vor mir, wie der Funke des Willensimpulses zündete und, so hoffte ich auch, dass der Impuls die unterbrochene Leitung im Hirnstamm überspringen und bis zum Zielmuskel feuern würde. Ich glaubte wirklich, den Finger minimal bewegt zu haben – es war eine Täuschung. Meine Zeugin, die mich beobachtet hatte, schüttelte nur traurig den Kopf. Der Finger rührte sich nicht.

Aber ich gab nicht auf. Ich wollte die Hand zum Leben erwecken, drückte, streichelte, wärmte und kühlte sie, setzte alle denkbaren Reize, die das Gehirn empfangen sollte, um neue Nervenverbindungen, die durch den Infarkt zerstört waren, zu schaffen. Fünf Wochen regte sich nichts. Nur beim Husten beugte sich der Ellenbogen im Reflex. Wenn ich auch wusste, dass diese Reflexe, nur Sekunden anhaltende Bewegungsreaktionen, über das Rückenmark geschaltet werden und keine willkürlichen Bewegungen sind, die zentral gesteuert werden, war allein die Tatsache, dass für Sekunden Leben in den Arm kam, so beglückend, dass wieder einmal der Verstand von der hoffenden Seele betört wurde. Dann, eines Nachts, schossen äußerst schmerzhafte Spasmen wie ein Blitz in die Finger ein und streckten und spreizten sie für Sekunden so heftig, dass ich erschreckt erwachte. Ich betrachtete meine Finger staunend. Ich versuchte, sie in Streckung zu halten, aber vergebens. Die Bewegung erlosch sekundenschnell wieder. Die Hand fiel schlaff in sich zusammen. Obwohl ich wusste, dass es ein Trugschluss war zu glauben, es käme nun die Bewegung wieder, blieb doch die Hoffnung an meiner Seite. Die Spasmen nahmen schmerzhaft zu und mit ihnen die Missempfindungen in den Fingern. Tausend Nadelstiche, Zangengriff, Klammergriff, Schraubstockgefühl um die rechte Schulter und den Hals. Am Morgen, wenn ich versuchte, mich aufzurichten, war es besonders schlimm. Ich war wie betäubt von dem eisernen Griff, der sich wie ein Eisenband um Hals und Schulter legte. Immer noch war der rechte Arm bewegungslos. Er hinderte mich beim Ankleiden, die Hand blieb im Ärmel hängen, die Finger sperrten sich in ihrer schlaffen Unbeweglichkeit. Es forderte viel Geduld, den nutzlosen Arm, der nur im Wege war, dennoch liebevoll anzunehmen und eben nicht zu verdammen und sich von ihm abzukehren, so wie mancher Patient es aus Ungeduld und Enttäuschung tut oder auch, weil er infolge seines Schlaganfalls ihn nicht wahrzunehmen vermag und damit verleugnet. Diese Form von Nicht-Wahrnehmung der gelähmten Körperseite wird „neglect" genannt. Aus diesem Grund wird auch in den Krankenstationen genau darauf geachtet, dass das Nachttischchen auf der Seite der Lähmung steht und Schwestern und Pfleger grundsätzlich mit dem Patienten immer an der gelähmten Seite Kontakt aufnehmen, in der Hoffnung, dass der Patient allmählich lernt, seine gelähmte Seite wahrzunehmen.

Als ich auch in mir die Versuchung spürte, den Arm zu vernachlässigen, weil er mich nur hinderte, wendete ich mich der Hand und dem Arm bewusst zu. Ich habe nicht nachgelassen zu versuchen, sie aus ihrem todesähnlichen Schlaf durch Streicheln, Drücken, Zwicken, Kneifen, Wärmen und Kühlen zu erwecken. Die Hand war auch in ihren vegetativen Funktionen gestört: Die Finger waren geschwollen, die Haut war gespannt und glänzte.

Nie werde ich den Augenblick vergessen, als ich eines Nachts, etwa fünf Wochen nach dem akuten Ereignis, wach lag und übte, wie so oft, wenn die schwere Körperlage oder der Schmerz in der Schulter mich geweckt hatte. Plötzlich hob sich der Zeigefinger um Millimeter von der Unterlage, einmal, zweimal und noch einmal. Es war kein Traum, es war Wirklichkeit. In meiner übergroßen Freude rief ich die Nachtschwester, um sie an meinem Glück teilhaben zu lassen.

Für Tage blieb die Bewegung wieder aus, aber sie kam wieder, wechselnd in den einzelnen Fingern. Von da an ermutigt, übte ich noch intensiver und wurde belohnt. Es war mir wichtig, jeden einzelnen Finger zu üben, um den Synergieeffekt nach dem Schlaganfall zu vermeiden, das sind gleichsinnige Massenbewegungen der Gliedmaßen, nicht einzelne differenzierte Bewegungen. Ich habe zum Beispiel einen leichten, kleinen Ball über die Spitzen der gestreckten Finger gerollt. Wichtig war dabei die Streckung der Finger, denn an der oberen Gliedmaße ist das spastische Bewegungsmuster nach einem Infarkt zumeist die Beugung in den Schulter-, Ellenbogen-, Hand- und Fingergelenken.

Sehr hilfreich und unerlässlich war die tägliche ergotherapeutische Behandlung. Mit unendlicher Geduld suchten die Ergotherapeuten durch Bestreichen der Muskelansätze mit Eiswürfeln Reize zu setzen und durch erleichternde, unterstützende Bewegungen und der Schädigung angepasste Übungen die gelähmten Muskeln zur Bewegung anzuregen. Dabei verwendeten die Ergotherapeuten unterschiedliche Materialien wie Holzstäbe, Holzkugeln und Holzklötze, Gummiringe und Textilien aller Art und aller Größe und setzten sie so ein, dass die Tastempfindung, die Raum- und Tiefenwahrnehmung geschult und gleichzeitig die komplexen Alltagsbewegungsmuster eingeübt wurden. Es war manchmal sehr frustrierend, wenn es mir trotz Hilfestellung nicht gelang, Holzstäbchen in ein gelochtes Brett zu stecken oder Gummiringe auf einen vor mir stehenden Querstab zu legen. Es waren dazu komplexe Bewegungsmuster erforderlich, über die ich vorher nicht nachgedacht hatte, weil ich sie, wie jedes gesunde Kind, in der Entwicklung spielend über Jahre erlernt hatte und sie dann autonom, wie im Schlaf, ausführte, ohne nachzudenken. Nun musste ich sie mit großer Geduld wieder erlernen.

Meine Konsequenz und Geduld hatten Erfolg. Wir haben jeden kleinsten Schritt zum Anlass genommen, ihn zu feiern. Die Tomate, die ich mit der rechten Hand irgendwie zerkleinerte, das Frühstücksei, das ich köpfte – auch wenn der Dotter herauslief –, die Pistazien, die ich mit der rechten Hand aus einer Schachtel greifen konnte – wenn auch dabei die Schachtel umkippte, weil die spastische Hand sich nicht von der Schachtel lösen konnte und alle anderen Pistazien herausfielen, weil ich die Finger nicht steuern konnte. Ich brach die Schale auseinander, dabei benutzte ich die spastisch gelähmte Hand als Haltehand und führte unter großer Anstrengung den Kern zum Mund. Dabei musste ich mich, im Rollstuhl sitzend, tief vornüber beugen, um den Kern zum Mund zu führen, weil der Arm noch gelähmt war, aber es gelang. Nach zehn Kernen war ich so erschöpft, dass ich den Rest verschenkte. Aber ich war glücklich, ich hatte es geschafft. Und welches Hallo löste es aus, als es mir zum ersten Mal gelang, die Butter mit dem Messer irgendwie aufs Brötchen zu streichen. Das Messer drehte sich in der Hand um und fiel mir aus der Hand, da meine Fingermuskeln noch so schwach waren. Seit dieser Zeit beäuge ich alle Kunststoffverpackungen mit Misstrauen. Wie sollte ich ein in Folie eingeschweißtes Brot auspacken? Wie sollte ich einen Joghurtbecher entdeckeln? Der Versuch endete, wenn sich überhaupt etwas bewegte, zumeist in einer kleinen Katastrophe. Zuletzt, nach vergeblichem Bemühen, war der Mund meine dritte Hand. Und wie groß war das Hurra beim ersten angenähten Hosenknopf! Die Nadel entglitt mir immer wieder, denn der eben aus seinem Tiefschlaf erwachende Zeigefinger fühlte sie kaum; aber ich fing sie wieder auf und began von neuem, und nach einer halben Stunde Geduld war der Knopf fest. Ich verstand jetzt aus tiefem Herzen kleine Kinder, wenn sie beim Essen den Löffel quer zum Mund führen, den Mund nicht recht treffen – in ihrer Entwicklung lernen sie die gezielten Bewegungen erst langsam –, den Löffel verdrehen, es wieder und wieder versuchen, bis der Schokoladenpudding im ganzen Gesicht verschmiert ist. Ein süßes, triumphierendes Lächeln betört dann die ärgerlichen Mütter.

So ähnlich geht es uns, den vom Schlag Getroffenen, wenn wir wieder essen lernen; aber wir sind mit großem Ernst peinlich bedacht, die Suppe nicht zu verschütten. Wir haben keinen Spaß an unserem Unvermögen wie unsere

Kleinen. Nur unter Leidensgenossen habe ich das später in der Rehabilitation erlebt: Meine erklärten Feinde waren die Spaghetti. Spaghetti mit Tomatensoße! Hatte ich sie eben mühsam auf die Gabel gebracht, rutschten sie an der anderen Seite der Gabel wieder hinunter und verspritzen eine Fontäne von Tomatensoße auf die frisch gewaschene Bluse. Ein herzliches Lachen am Tisch. Jeder wusste, dass beim nächsten Stück Fleisch das Messer ausrutschen und das Stück beim Nachbarn auf der Hose landen könnte. Wir aßen mit Spannung und Konzentration auf die motorische Funktion, die Willkürbewegungen der Hand. Sich locker unterhalten bedeutete, dass wir unsere Aufmerksamkeit auch auf den Sprechakt richten mussten. Die Aufmerksamkeit auf zwei motorische Systeme richten, das fällt schwer. Die Hand war eben noch nicht in der Lage, gezielte Bewegungen sicher-spontan auszuführen.

Ich übte Schleifen binden mit beiden Händen am Schuh und stellte mit Erschrecken fest, dass ich den Arm nicht steuern konnte. Auch der Versuch, aus dem Rollstuhl zu greifen, um ein Stück Papier vom Boden aufzuheben, scheiterte. Obwohl meine Augen zielsicher waren und die Finger sich ein wenig bewegten, baumelte der gelähmte Arm ziel- und richtungslos in der Luft herum. Ich werde nicht vergessen, wie es sich anfühlt, wenn die Hand in ihrer Tiefensensibilität, ihrer Tiefen- und Lagewahrnehmung gestört ist und die Finger nicht mehr den Augen folgen können.

So kam erst langsam Leben in die Finger und zunehmend auch in den Arm. Es waren immer wieder Glücksmomente, wenn ein Muskel aus seinem Schlaf erwachte. Im Krankenhaus wurde in der ergotherapeutischen Behandlung durch das unermüdliche Üben von komplexen Bewegungen, wie wir sie im Alltag verrichten, der Boden für eine erfreuliche Entwicklung bereitet, die ich zu Hause im Haushalt konsequent weiterführte. Geschirr und Besteck abtrocknen und einräumen, Äpfel schälen und Gemüse putzen oder Wäsche zusammenfalten eigneten sich ideal zum Üben.

Die Hand hatte nach einem Dreivierteljahr schon ihr altes Angesicht. Sie steht heute der linken nur um weniges nach. Ich mache allen Betroffenen Mut, nicht aufzugeben. Trotz des Rieseninfarkts, der fast die ganze linke Hälfte der Brücke im Hirnstamm zerstört hat, lebt meine Hand wieder. Zwar langsamer in den Fingerbewegungen, mit weniger Kraft und rascher ermüdbar und infolge der Spasmen nicht mehr so willig zu schreiben, aber sie lebt.

STEHEN UND GEHEN

Stehen, das war nicht mehr das alte Stehen. Zunächst belastete ich vorwiegend das linke Bein. Ich bemühte mich, das Gewicht des Körpers gleichmäßig zu verteilen – manchmal gelang es mir –, aber ich stand dann immer auf dem rechten Bein oder auf dem linken Bein und nicht im eigentlich ganzheitlichen Sinn auf beiden Beinen. Das vertraute Stehgefühl war verloren gegangen. Die Tiefensensibilität war gestört. Mein rechtes Bein hatte das Gefühl für den Raum, seine Ausdehnung und seine Tiefe verloren. Das Bein schlotterte und baumelte ungerichtet in der Luft und es trat auf den Boden. Nach welchen Gesetzen? Erst durch Augenkontrolle gelang es mir, den Fuß dort aufzusetzen, wohin ich wollte. Ich spürte seine Lage im Raum nicht, nur unter Sichtkontrolle konnte ich das Bein lenken. Es war mir fremd. In den ersten Wochen war es noch schlaff gelähmt. Da musste ich mich auf seinen stabilen Kern, die Knochen, verlassen. Ich stellte sie im richtigen Winkel zueinander, damit sie mein Gewicht tragen konnten, ohne ganz in sich zusammenzuknicken.

Dann, nach etwa fünf Wochen, schossen die Spasmen ein. Sie waren so heftig, dass sie schmerzten, aber sie gaben mir mehr Stabilität im Bein in dem Versuch zu gehen. Das

Bein fühlte sich wie ein schwerer Betonklotz an, den ich hinter mir her schleppte, oder auch wie ein Holzstock, starr und unbeweglich, der das ganze Körpersystem aus dem Gleichgewicht bringen konnte, wenn ich den Fuß nur um Zentimeter aus dem Lot aufsetzte.

Noch heute durchzuckt es mich, wenn ich daran denke, wie es mich unversehens spiralförmig aus den Angeln drehte, als ich an der Bettkante seitliche Schritte übte. Ich konnte mich noch auf das Bett werfen, um nicht zu stürzen. Ich weiß bis heute nicht, wie es geschehen ist, den Ablauf kann ich nicht nachvollziehen. Diese Lücke in der Erinnerung habe ich schon mehrmals erlebt, wenn ich unbedacht war, im wörtlichen Sinn. Es war mir unbegreiflich, aber ich hatte das Gehen vergessen. Das Gangmuster, das sich mir in achtundsiebzig Jahren eingeprägt hatte, war mit einem Schlag verloren.

Ich warf meinen Blick vorzugsweise auf die Körperunterhälfte der Menschen und studierte ihren Gang von vorn und von hinten. Ich musste mich aufs Äußerste konzentrieren, immer wieder wollte ich die einzelnen Gangphasen nachvollziehen — wobei mir der Transfer vom theoretischen Wissen zum Tun nicht gelingen wollte. Das Spüren und spontane Tun waren verloren.

Ich beobachtete Kleinkinder, wie sie Laufen übten, wenn sie ins Schwimmbad kamen, wie sie mit Freude breitbeinig mit angewinkelten Ellenbogen darauf losliefen, bis sie, unsicher im Gleichgewicht, auf ihr weich gepolstertes Hinterteilchen plumpsten und lachten und wieder aufstanden und losliefen. Uns Alte empfand ich dagegen als Karikatur. Wir wollten auch laufen lernen. Wir setzten auch die Beine breitbeinig auf und winkelten die Ellenbogen an, aber die Angst vor dem harten Sturz aus der größeren Höhe als bei den Kleinkindern machte das Wiedererlernen zur angstvollen Mühsal. Nur die feste Überzeugung von der Regenerationsfähigkeit des Gehirns auch im Alter ließ mich nicht aufgeben. Da das spontane Laufen verloren war, musste ich es mental wieder lernen.

Ich hatte im Krankenhaus eine liebe, geduldige Krankengymnastin, mit der ich jede einzelne Phase des Gehens erprobte. „Sie geht mental", hieß es von mir. Ich konzentrierte mich aufs Äußerste, auf die in Einzelphasen zerlegte Schrittphase. Ich musste an den Fuß denken, ihn möglichst mit der Ferse und unter Augenkontrolle korrekt aufsetzen, das Knie in fünf Grad Beugung belasten und gleichzeitig den Gesäßmuskel anspannen. Die gelähmte Hand konnte nicht fassen und rutschte vom Griff des Rollators, und wenn mich dann noch jemand von hinten ansprach, brach das Koordinationssystem im Chaos zusammen, und nichts ging mehr. Ich hatte dann nur das Gefühl, als sei meine ganze rechte Seite ein Stock.

Ich versuchte, meine Kenntnisse der funktionellen Anatomie aufzufrischen, ließ mir Anatomiebücher mitbringen, studierte immer wieder die einzelnen Muskelgruppen und ihren Verlauf — aber das Wesentliche, das feine Zusammenspiel der Muskeln in der Bewegung, das zentral gesteuert wird, war tief greifend gestört, und das konnte ich nicht aus den Büchern lernen. Meine Krankengymnastin begleitete mich mit viel Geduld. Ihre Geduld begriff ich erst richtig, als ich einmal hörte, dass sie Dressurreiterin ist. Das machte sie mir noch liebenswerter.

DIE GEFÜHLSWELT

Ich stand anfangs unter Schock. Der Schrecken habe mir in den weit aufgerissenen Augen gestanden, allerdings hatte ich davon nichts gespürt. Ich war ruhig und überwach und verfolgte die Untersuchungen aufmerksam und mit gespanntem medizinischen Interesse. Die Doppelrolle als Ärztin und Patientin hatte ich angenommen. Ich versuchte zu verstehen, was in mir vorging. Das half mir über die ersten Wochen hinweg, bis das Kartenhaus zusammenbrach, und ich erlebte, wie sehr auch meine Gefühlswelt ins Ungleichgewicht geraten war. Nichts stimmte mehr. Tage der tiefen Verzweiflung. Oftmals genügte ein Reizwort oder eine bestimmte Vorstellung. Die Summe kleinster, jede für sich unbedeutender Frustrationen – ein Blatt Papier, das zur Erde gefallen war, ein Telefonanruf, den ich, im Rollstuhl sitzend, nicht mehr erreichte, eine verkleckerte Suppe – brachte mich außer Fassung, und mein Zorn darüber löste einen Sturzbach von Tränen aus, den ich nicht steuern konnte. Es begann im gelähmten rechten Mundwinkel, ging wie eine Welle über die rechte Gesichtshälfte, sprang auf die linke Seite über und überrollte jeden muskulären Widerstand. Ich war zornig und beschämt zugleich. Ich konnte mich nicht wieder erkennen, bis mir klar wurde, dass die gelähmte Gesichtsmuskulatur nicht mehr in der Lage war, den Ausdruck der Wut, der Hilflosigkeit und Scham darüber abzuwehren. Erst als ich diese wichtige Funktion der Muskeln, den Gefühlsausbruch zu kontrollieren, erkannte, konnte ich mich auch mit ihrem Versagen abfinden. Ich musste schmerzlich erfahren, wie innig körperliches und seelisches Gleichgewicht miteinander verwoben sind und dass die Störung des einen auch das andere mitbetrifft.

Das Gehirn erholte sich allmählich von der allgemeinen Traumatisierung durch den Schlaganfall, und damit wurden auch die Stimmungsschwankungen schwächer. Aber die Gefahr war groß, als Reaktion auf den Verlust der Bewegungsfähigkeit, auf die totale Abhängigkeit und die Ängste vor einer dunklen Zukunft in einer Depression zu versinken.

Um dem entgegenzusteuern, ließ ich, wenn ich allein war und niemand mich hören konnte, meinen anbrandenden Gefühlen, meiner tiefen Verzweiflung freien Lauf. Das erleichterte mich, und ich fasste wieder Mut.

Mein großes Glück im Unglück war, dass meine mentalen Funktionen vom Schlag nicht getroffen waren. Mein Wissen um eine, wenn auch sehr kleine, Chance auf Besserung auf Grund der Erkenntnisse der modernen Hirnforschung und mein eiserner Wille stärkten die Motivation, die Mühen des Übens auf mich zu nehmen, und widerstanden den Anfechtungen der Verzweiflung. So hatte ich eine ganz gute Voraussetzung für eine erfolgreiche Rehabilitation.

Wie oft wird dem Schlaganfallpatienten vorgeworfen, dass er sich verändert habe, dass er in seinen Stimmungen wechselhaft, ja launisch sei, woraufhin er von seinen Mitmenschen häufig verurteilt wird.

Aber die Stimmungschwankungen wollen differenziert betrachtet werden. Sie können sowohl organisch bedingt sein, das heißt durch den Schlaganfall selbst, sie können aber auch als Reaktion auf die drastisch veränderte Lebenssituation auftreten. Wir brauchen Geduld und Verständnis, um die Krankheit und ihre Folgen bewältigen zu können. Ganz wichtig ist es, dass wir den Raum für unsere Trauer über den großen Verlust an Lebensqualität haben und wir unserer Angst, Enttäuschung und Wut im therapeutischen Gespräch Ausdruck geben können. Ganz bewusst gilt es, Abschied zu nehmen von unseren bisherigen Leben, um ein neues Leben mit der Behinderung zu gestalten und darin auf Verständnis und Hilfestellung unserer Mitmenschen bauen zu können. Es ist, als ob wir einer Schutzschicht beraubt sind. Wir werden jetzt von verletzenden Angriffen viel schneller getroffen als in gesunden Tagen, und das Sichwehren in einem ausgewogenen Maß ist mit dem Verlust des seelischen Gleichgewichts schwieriger geworden.

Ganz ähnlich verhält es sich mit der Schreckhaftigkeit. Seit dem Schlag bin ich gegen bestimmte Geräusche extrem schreckhaft, und ich weiß, dass auch andere Patienten nach dem Schlaganfall darunter leiden. Das Herunterdrücken der

Türklinke, das Klopfen an meiner Tür oder das Klingeln des Telefons kann meinen Körper so erschrecken, dass er extrem zusammenzuckt und mir Dinge aus der Hand fallen, ohne dass ich dabei Furcht verspüre. In Bruchteilen von Sekunden, ehe ich differenzieren kann, ob das Geräusch harmlos oder ob Gefahr im Verzug ist, reagiert mein Körper schneller als mein Verstand. Diese Reaktion ist mir so fremd, dass ich mich spontan auch schon dafür entschuldigt habe, um den anderen, der da so harmlos in die Tür eintritt, mit meiner Reaktion nicht zu beunruhigen. Ich habe natürlich darüber nachgedacht, wie das wohl zu verstehen ist. Da kamen mir die Untersuchungen des großen Hirnforschers Ledoux und seine Gedanken zur Entwicklung des so genannten Furchtsystems im Gehirn im Laufe der Evolution in den Sinn. Das Furchtsystem ist ein Alarmsystem im Gehirn, das bei Anzeichen drohender oder vermeintlicher Gefahr für das Lebewesen, schon bevor es fühlen, denken und entscheiden kann, auf bestimmte Reize eine Kaskade von Reaktionen im Körper zu seinem Schutz in Gang setzt. Dieses System ist in seiner Grundstruktur angeboren, in der Tierwelt weit verbreitet und kann im Laufe des Lebens durch lebensbedrohliche Erfahrungen in seiner Reaktion auf die gefährlichen oder vermeintlich gefährlichen Reize verstärkt oder modifiziert in Gang gesetzt werden. Ich nehme an, dass mit der Traumatisierung des Gehirns durch den Schlaganfall etwas in der Gehirnsubstanz geschehen ist, das die Schreckhaftigkeit auf

vormals harmlose akustische Reize verursacht. Mir Schreck-
hafter hilft dieser Gedanke, um mich selbst besser zu verstehen und die Schreckhaftigkeit nicht als Ängstlichkeit zu
deuten, sondern, durch den Schlaganfall verursacht, als mir
gehörig anzunehmen.

Ich habe oft das Gefühl, als sei ich, gleich einer Zwie-
bel, der braunen Schale beraubt, und das helle Fleisch liege
bloß da.

DAS KÖRPEREMPFINDEN

Unser Körperempfinden ist da und doch erst spürbar, wenn unser Körper auf irgendeine Weise berührt wird, wenn die Haut mit warmem Wasser berieselt wird, wenn ein Schlag mit dem Holz ihn trifft, wenn eine Wespe ihn sticht oder eine Ameise über ihn läuft oder ein zarter Windhauch ihn berührt.

Und wie ist es beim Schlaganfall? Die ganze betroffene Seite fühlte sich fremd an, von der Kopfhaut bis zu den Zehenspitzen. Neurologisch war die Oberflächensensibilität herabgesetzt, das heißt, dass Nadelstiche oder eine zarte Berührung beispielsweise weniger gespürt werden als auf der gesunden Seite. Aber das ist nicht alles. Subjektiv fühlt sich die betroffene Seite völlig anders an. Für mich war es, als trenne und verbinde gleichermaßen ein Reißverschluss in der Mitte des Körpers die beiden Hälften, die einander fremd geworden sind. Ich verglich es auch mit einer Naht in der Mitte des Körpers, die zwei ungleiche Teile zusammenhält. Ich kannte mich nur in der linken Seite wieder. Dieses für mich unbenennbare Empfinden in der rechten Seite ist auch eine Folge der zentralen Schädigung. Ich habe das Defizit, das Nichts gespürt.

Eines Morgens, nach etwa vier Wochen, durchströmte mich beim Erwachen für Sekunden ein Glücksgefühl, das ich in den Wochen verloren hatte, als ich das vertraute Körpergefühl wieder erkannte. Nur Sekunden – dann war es wieder vorbei.

Ähnlich ging es mir noch einmal, als ich unter Führung der linken Hand meine Wangen mit der gelähmten rechten Hand ertastete. Plötzlich durchrieselte mich ein unbeschreibliches Glücksgefühl, ein Wiedererkennen, eine Erinnerung, die fünfzig Jahre zurücklag. Es war das gleiche Gefühl wie damals, als meine Säuglinge mir ins Gesicht patschten und meine Nase, meinen Mund, meine Augen und Wangen mit ihren Fingerchen erkundeten. Es mag vielleicht der noch sehr weiche Tonus in den gelähmten Fingern gewesen sein, der, so denke ich mir, dem Tonus des Säuglingshändchens entsprochen hat, der diese glückliche Erinnerung aus dem Körpergedächtnis abgerufen hat. Jetzt ist meine Hand kräftiger, sie schreibt diesen Text in den Computer, aber sie kann das Glücksgefühl nicht mehr hervorzaubern.

DIE KÖRPERWAHRNEHMUNG

Wie wichtig und hilfreich die differenzierte Körperwahrnehmung ist, habe ich an mir selbst in der Behandlung des Schlaganfalls erlebt. Ich habe schon immer der Wahrnehmung meines Körpers, den feinsten Regungen und Empfindungen viel Aufmerksamkeit geschenkt. Jetzt wusste ich, dass es unabdingbar war, diese noch mehr zu schulen, um Fortschritte zu erzielen. Die Kenntnisse in der Anatomie waren mir hilfreich. Ich konnte mir im Geist den Verlauf und die Funktion der Muskeln vorstellen und sie gezielt trainieren, wenn auch die Koordination mehrerer Muskeln oft erhebliche Schwierigkeit bereitete. Jeder Erwachsene sollte schon in gesunden Tagen die Körperwahrnehmung üben. Die Methode nach Feldenkrais eignet sich dazu besonders gut. Ohne sie wäre ich nach eineinhalb Jahren nie so weit gekommen, wie ich es heute bin. Es war mein Glück, dass ich mich in meinem Körper so zu Hause gefühlt hatte, dass ich schon lange vorher die Wahrnehmung meiner Körperregungen und ihre Veränderungen mit Freude geübt hatte.

DER TONUS
UND
DER SPANNUNGSZUSTAND DER MUSKULATUR

Der Tonus der Muskulatur spielt eine verwirrende Rolle beim Schlaganfall. Anfangs war die Muskulatur schlaff gelähmt, das heißt, der Tonus war gleich null, der Muskel bewegte sich nicht, er war wie tot. Nach einigen Wochen schossen die Spasmen ein, die Muskulatur der rechten Körperhälfte stand unter einer überhöhten Spannung, unter einem Hypertonus, der den Muskel bis zur Schmerzhaftigkeit anspannte. Man erklärt sich das damit, dass die hemmenden Fasern, die den Muskel für seine Funktion in einem optimalen Spannungszustand halten, auch zerstört worden sind und daher der überschießende Tonus nicht adäquat reguliert wird. Das äußert sich beim Gehen in einem oft unüberwindbaren inneren Widerstand, wie wenn ich unter Aufbietung meiner Kräfte gegen Windstärke zehn ankämpfe. Wenn die Spasmen plötzlich einschießen, fühle ich mich schnell in Gefahr, vornüber zu stürzen, wie wenn ich beim Fahrradfahren abrupt die Handbremse ziehe und durch den plötzlichen Stopp über die Lenkstange falle.

Der Ruhetonus des Muskels ist der Spannungszustand, in dem er sich normalerweise befindet, wenn er nicht aktiv ist. Ich konnte im Laufe der Zeit sehr gut feststellen, ob sich der Tonus besserte, wenn ich das betroffene Bein auf das gesunde legte. Anfangs lag es bleischwer mit seinem gesamten Eigengewicht auf dem gesunden Bein. Man muß bedenken, daß das Bein – je nach Gesamtkörpergewicht – ein Eigengewicht von etwa fünfzehn bis zwanzig Kilo hat. Mit der Zeit wurde es scheinbar immer leichter, weil der Ruhetonus langsam seine Wirkung entfaltete. Als Schlaganfallpatientin ist es schwer, mich auszukennen. Oft gibt sich das Bein gelähmt, der Fuß hängt und stolpert und der Oberschenkelmuskel schlottert, dann wieder fühlt sich mein Bein fest und unbeweglich an, wie ein Betonklotz, und ich weiß nicht, was den einen oder anderen Zustand hervorruft. Die einen meinen, es sei Überanstrengung. Warum aber kommen die Spasmen dann besonders gegen Morgen, wenn ich im tiefen Schlaf liege? Die anderen meinen, es sei die falsche Lagerung, die Dritten beschuldigen das Wetter. Ich weiß es nicht. Ich glaube, es gibt zwischen Überanstrengung in der Bewegung und Mangel an Bewegung nur ein schmales optimales Feld, wie zwischen einseitig monotoner Bewegungsbelastung und langem Sitzen ohne Bewegung. Ich habe erfahren, dass die Spasmen geringer werden, wenn die Kraft im Antagonisten – das ist jener Muskel, der dem spastischen Muskel entgegenwirkt – zunimmt. Wir pendeln ständig um den normalen Tonus herum.

BEWEGUNGSMUSTER

Während ich im Rollstuhl saß und las, wiegte ich mich nach Musik vor und zurück, viele Stunden am Tag. Mein rechter Fuß berührte den Boden. Ich wählte wohl strukturierte Musik, meist von Johann Sebastian Bach, um die Musik mit ihrem Rhythmus in den Körper aufzunehmen. Durch die rhythmische Berührung des Fußes mit dem Boden wollte ich die Sensoren in den Muskeln, Sehnen und Gelenken des Fußes anreizen, zum Gehirn aufsteigende Reize zu setzen. Diese Reize sollten die Nervenzellen im Gehirn stimulieren, die zerstörten Nervenverbindungen zu überbrücken und neue Bewegungsmuster zu bahnen, denn die im Lauf der Entwicklung erlernten Bewegungsmuster waren durch den Schlaganfall unterbrochen worden.

Tatsache ist, dass sich die Tiefensensibilität im rechten Fuß wesentlich gebessert hat. Vielleicht hat diese Maßnahme dazu beigetragen.

In der Zeit, als ich intensiv versuchte, das Gehen wieder zu erlernen, hatte ich den starken Wunsch zu krabbeln wie ein sechs Monate alter Säugling. Ich fühlte mich so, obwohl ich wusste, dass es unmöglich war. Ich hätte mich nicht auf die gelähmte Seite stützen können und hätte das Gleichgewicht im Vierfüßlerstand sicherlich sofort verloren.

Selbst die Bauchlage war in dieser Phase noch unmöglich. Ich konnte mich nur unter großer Anstrengung auf die linke Seite legen, indem ich den gelähmten Arm mit der linken Hand herüberholte.

Ein halbes Jahr später habe ich einmal den Vierfüßlerstand versucht und erschrak, als mein Kopf im Reflex nach vorn mit dem Kinn auf dem Boden aufstieß. Heute bin ich so weit wieder hergestellt, dass ich gut auf dem Bauch liegen kann. Auch der Vierfüßlerstand gelingt mir, ohne dass der Reflex ausgelöst wird, sodass ich den Kopf jetzt hochhalten kann.

Ob in dem starken Verlangen nach dem Krabbeln Bewegungsmuster aus der frühen Kindheit lebendig und aktiviert wurden?

Ähnlich ging es mir mit dem Schreiben. Nach drei Monaten machte ich die ersten Schriftversuche mit der rechten Hand unter Zuhilfenahme der linken Hand. Die rechte hielt mühsam den Stift in der Hand, während die linke Hand sie führte, denn die rechte war noch nicht fähig, die Finger- und Armbewegungen zu koordinieren. So hatte sie ausfahrende Schriftzüge bis zur Unkenntlichkeit aufs Papier gemalt. Zu meiner großen Überraschung und meinem Erstaunen verfiel meine rechte Hand in die Schreibbewegungen der Sütterlinschrift, die ich als Sechsjährige erlernt hatte. Die Sütterlinschrift ist die deutsche Schriftvorlage aus dem Anfang des 20. Jahrhunderts. Seit dem zwölften Lebensjahr, als ich die lateinische Schreibweise erlernt hatte, hatte ich die Sütterlinschrift nicht mehr geschrieben und die Buchstaben zum großen Teil vergessen. Plötzlich kamen sie alle wieder in meine Finger. War durch den Schlaganfall auch hier ein altes Bewegungsmuster aktiviert? Kam die Sütterlinschrift mit ihren mehr spitzen und eckigen Schriftzügen den ataktischen Bewegungen der rechten Hand entgegen? Vielleicht traf beides zu.

DIE INFORMATION UND DIE HOFFNUNG

Ich ging systematisch vor. Ich las und las und sammelte Informationen über die neuesten Erkenntnisse der Hirnforschung. Information hilft und stärkt den Willen zum Durchhalten. Meine Hoffnung wuchs, indem ich las. Das Wissen um die Plastizität des Gehirns – seine Anpassungsfähigkeit an die Erfordernisse seines Gebrauchs – ist faszinierend. Auch im Alter ist das Gehirn lernfähig. Welch ein Trost und welche Ermutigung ist das für uns Alte. Wenn dann im Weiterlesen auch die Begrenztheit beschrieben wurde und ich ganz klare Grenzen meiner Wiederherstellung erkennen musste, klopfte meine traurige Seele. Dann saß da in der dunklen Ecke meines Krankenzimmers zusammengekauert in der Gestalt eines kleinen Wesens die Hoffnung – ich war mir ganz sicher, dass sie es war – und schaute mich an.

So pendelte ich in meinen Seinszuständen zwischen der sachlich klaren Ärztin und der leidenden, hoffenden Patientin hin und her. Wenn mir die Wahrheit zu grausam schien, war die Hoffnung wieder da, und ich bat um roten Traubensaft, denn von ihm wird geschrieben, dass er, genau wie Rotwein, nicht nur gut schmeckt, sondern die Dendriten (Nervenzellfortsätze) zum beschleunigten Wachstum anregt. So imaginierte ich lebhaft farbige Bilder, wie die Dendriten schnell zusammenwachsen, wie das Nerventrümmerfeld sich selbst reinigt, wie frei herumliegende, bisher untätige Nervenzellen die Funktion der zerstörten übernehmen. Das war mein Trost.

DIE MOTIVATION

Heute weiß ich, dass der einzige Weg, der aus dem Körpergefängnis herausführt, die konsequente Übung ist. Ich habe mich immer gern und viel bewegt, aber monotone Körperübungen waren mir verhasst. Nun, da es um die Existenz ging, war es keine Frage mehr. Ich hatte einen kleinen Ohrwurm, der mich immer wieder ermahnte: Üben, üben, üben. Und ich habe mir zeitweise einen Wecker gestellt, der mich zur Ordnung gerufen hat. Trotz gegen das Schicksal und Verzweiflung waren meine wirklichen Motive, nicht Ehrgeiz, wie mir eine Kollegin unterstellte. Diese Zuschreibung hat mich gekränkt. Ich fühlte mich unverstanden in meiner Not. Ich wollte mich aus meinem Gefängnis befreien. Das ist kein Ehrgeiz, sondern kreatürliches Begehren.

TRÄUME

Vier Träume haben sich mir tief ins Gedächtnis einge-
schrieben.

Am Abend hatte ich ein muskelentspannendes Medikament eingenommen in der Hoffnung auf Linderung der
schmerzhaften Spasmen. In der Nacht erwachte ich mit dem
vernichtenden Gefühl der kompletten Lähmung, jetzt also
auch links. Ich hatte mich im Traum, wie von einem Giftpfeil
getroffen, nicht rühren können. Es war so furchtbar, dass ich
von da ab auf das Medikament verzichtete, obwohl ich weiß,
dass das Medikament vielen Menschen hilft und es gar nicht
der Urheber meines Traums gewesen sein musste. Vermut-
lich war es vielmehr die Angst vor einem zweiten Infarkt und
dessen Folgen.

Ein andermal wachte ich mit der schrecklichen Erkennt-
nis auf, dass ich nicht mehr über mich bestimmen konnte. Ich
sah mich im Traum in einem Käfig, die rechte Körperhälfte in
Eisenketten gefangen. Die Verzweiflung gipfelte darin, dass
mir bewusst wurde und mir unerbittlich vor Augen stand,
dass ich nicht mehr in der Lage war, mir selbst ein Rezept
auszustellen, um mein Leben selbst bestimmend beenden
zu können. Kein Freund würde meinem Wunsch nachgeben,
und jeder Apotheker würde meine dahinter liegende Absicht

an meiner mit der linken geschriebenen Schrift — die rechte vermochte ja nicht mehr zu schreiben - erkennen. Der Traum war der Ausdruck meiner hilflosen Abhängigkeit und meiner tiefen Verletztheit.

Bald darauf träumte ich, ich sei aus dem Bett gesprungen, auf eine sonnige, blühende Wiese gelaufen und hätte allen Freunden jubelnd meine Unversehrtheit, meine wiedergewonnene Bewegungsfähigkeit verkündet. Der Traum war auch in seinen Gefühlsqualitäten so dicht dass ich noch beim Erwachen glaubte, es sei wirklich wahr.

Und fünfzehn Monate später: Das Gehen ohne Hilfsmittel scheiterte noch im Wesentlichen an meinem Fuß. Ich träumte, ich sei gesprungen und hätte getanzt, wobei sich der Fuß frei bewegen konnte. Das Gefühl war so stark, dass ich noch im Erwachen glaubte, es sei ein Wunder geschehen.

Das war es nicht, aber der Traum hat mich in seiner Klarheit und vor allem in dem sekundenlangen Gefühl der Unversehrtheit beglückt und aus einer traurigen Stimmung, die mich immer mal wieder wie eine dunkle Wolke erfasste, befreit.

SINNFRAGEN

Tiefe Zweifel, ob das Leben in meinem Alter so noch einen Sinn habe, quälten mich. Einen gewaltsamen Tod schloss ich aus. In der psychotherapeutischen Arbeit mit meinen Patienten hatte ich das Leid erfahren, das dann über Familie und Freunde hereinbricht. Und Medikamente waren unerreichbar für mich. So setzte ich mir kleine Teilziele, immer zwei Monate, nach denen ich jeweils neu entscheiden wollte. Und mit jedem Teilziel, das ich erreicht hatte, hatte sich auch eine kleine Besserung eingestellt und meine Zuversicht war gewachsen. Ich bin überzeugt, dass viele Patienten diese Anfechtungen und Zweifel am Weiterleben auch kennen, besonders wenn sie allein, ohne Freunde und eine fürsorgende Familie sind. Einige werden ihre Not aussprechen, andere über solche Gedanken schweigen. Für uns gibt es psychotherapeutische Hilfe, ein Zuhören, das die Mauer des Schweigens bricht. Dann finden die Kranken auch Worte für die Kränkung über den großen Verlust, den sie erlitten haben, und die Enttäuschungen, die sie immer wieder erleiden müssen. Im Aussprechen eröffnen sich neue Wege der Lebensgestaltung mit der Behinderung. Wenn ich wieder einmal hadern wollte, war es für mich besonders hilfreich, dass mein Sohn Peter das Maß für die Qualität des Lebens am Tag der Erkrankung mit dem Punkt Null ansetzte. Das gab unversehens eine neue Perspektive. Jeder Fortschritt, sei er auch noch so klein, wird auf der aufsteigenden Skala gemessen. Das gibt eine neue Sichtweise, vergleichbar mit dem halben Glas Wasser, das ich als halb voll oder als halb leer betrachten kann.

So wünsche ich allen Betroffenen, dass sie über die Gefühle, von denen sie überwältigt werden, mit einem Menschen sprechen können, so wie ich in meinen vier Söhnen eine liebevolle und kompetente Hilfe habe. Wenn es auch sehr schwer, vielleicht sogar unmöglich ist, sich in uns hineinzuversetzen, so spüren wir doch sehr fein, wenn der andere uns nahe kommt und uns als Menschen in unserem ganzen Unglück achtet. Erst will ich hören, dass er mit dem Herzen erkennt, wie schlimm es ist, und ich will das Mitgefühl − wohl zu unterscheiden von Mitleid − auch spüren. Dann nehme ich auch die Anerkennung über die geleistete Anstrengung oder den vom Himmel geschenkten Fortschritt an. Es gibt eine Berührung, die Trost spendet, die so wohltuend ist, weil sie vom Herzen kommt, und es gibt eine nicht authentische, nur professionelle, kühle, unter der sich meine Haut zusammenzieht ... Ich kann das ganz genau unterscheiden, aber wenn ich den Unterschied benennen soll, dann fällt es mir schwer. Vielleicht ist die vom Herzen kommende Berührung ganz sicher im initialen Auflegen der Hand, ohne Zittern und Zögern, voller Wärme, mit dem sicheren Gefühl für das rechte Maß des Druckes, den sie ausübt, und damit auch meine Grenzen der Intimität achtet.

BITTE UND DANKE

Es fiel mir nicht leicht, um Dinge zu bitten, die ich vorher selbstverständlich allein erledigt hatte. Es war mir, als wenn die Klingel elektrische Stromstöße verteilte, wenn ich sie in die Hand nahm. Auch war es sehr schwer zu lernen, im rechten Maß um Hilfe zu bitten. Und wie viele Danke sind über meine Lippen gegangen! Ich war so tief in die neue Welt eingetaucht, dass ich sogar, als ich einmal den Aufzug verließ, der mich zwei Stockwerke hoch transportiert hatte, laut ‚danke' sagte. Einige Leute schauten mich irritiert an, andere verstanden es wohl und lachten, denn es war ihnen ähnlich ergangen. Erst langsam wurde ich auch mit der Welt der Behinderten vertraut, die jetzt auch meine Welt ist. Ich lachte selbst und war doch nachdenklich darüber, dass mich die Behinderung noch so sehr im Schamgefühl gefangen hielt. Es ist so schwer, anders zu sein, nicht unauffällig eintauchen zu können in die Gemeinschaft, stattdessen die Blicke auf sich gerichtet zu sehen und plötzlich im Mittelpunkt der Aufmerksamkeit zu stehen.

NACH
DREI MONATEN
IN DIE ALTE WELT

Nach drei Monaten, am 31. März, kehrte ich in die alte Welt zurück. Mein Sohn Thomas wollte mich abholen. In Hamburg begann der Motor meines Autos mit schwarzen Rauchfahnen sein Leben auszuhauchen. Wir kamen gerade noch bis Flensburg. Dann war's aus, der Motor gab seinen Geist auf. Achthundert Kilometer hatten wir noch vor uns. Der ADAC stellte uns ein Auto zur Verfügung. Das schaffte es bis vor die Haustür. Da gab es ebenfalls den Geist auf. Aber ich war endlich zu Hause. Die Pflegerin, die mir den Übergang in den Alltag hatte erleichtern wollen, lag selbst krank im Bett. Das war eine Herausforderung zur Selbstständigkeit. Und es ging.

Es war nichts mehr wie früher, und doch war alles noch am alten Platz. Die Dinge, die ich in meinem kleinen Radius von mühsam ergangenen einhundert Metern nicht erreichen konnte, rückten in die Ferne; was nicht mehr ergehbar war, verlor seine Farbigkeit. Die alltäglichen Verrichtungen, die im Krankenhaus noch Fortschritt bedeuteten, wurden nun in der vertrauten Umgebung, die die Erinnerung an das Leben vor dem Tag null weckte, zur täglichen Mühsal.

Ich war aus der Welt gefallen, daran war kein Zweifel, die Zeit im Krankenhaus war eine Zwischenzeit gewesen, die die Illusion, es könnte alles wie früher werden, aufrechterhalten hatte.

In meine Wohnung konnte ich nicht zurück. Ich konnte in ihr nicht mehr allein leben. Aber es gab das Haus meines

Sohnes Thomas, idyllisch am Waldrand gelegen, für mich eine stille Zuflucht, um den gewaltsamen Sturz aus meinem bisherigen, sehr aktiven, plötzlich in die Abhängigkeit geworfenen Leben zu verkraften. Mit einfachen Mitteln hatte er das Haus für mich behindertengerecht gestaltet, sodass ich mich mit dem Rollator gut bewegen konnte. Er brachte mir einen langen Holzstab, den er geschwind in einen Hirtenstab verwandelt hatte, mit den Worten: „Mutter, du musst laufen lernen, ehe du alt wirst." Diese liebevollen Worte spornten mich weiter an. Den Rollstuhl verbannte ich bald auf den Speicher. Immer wieder ermutigten mich meine Söhne, nicht aufzugeben. Ich wusste, dass ich in einem Wettlauf mit dem Alter stand. Würde ich diesen Wettlauf für ein paar Jahre gewinnen? Wie lange würde mein linkes Bein die Hauptlast tragen wollen? Ich beobachtete genau, was zulasten des Schlaganfalls ging und welche Beschwerden ich dem Alter zuschreiben musste. Da halfen mir wieder meine differenzierte Körperwahrnehmung und meine orthopädische Vergangenheit.

Mein Sohn Peter schickte mir täglich kleine Briefchen mit Ermutigungen und dem tiefen Verständnis für die merkbaren Veränderungen meines Verhaltens, die ich auf das Konto des Schlaganfalls zurückgeführt habe. Da Gehirn und Körper in einem nicht vorstellbar dichten, ständigen Informationsaustausch über die Nervenbahnen und den Blutkreislauf stehen, mag es nicht verwundern, dass auch Gefühle und Empfindungen sich verändern, wenn eine Körperhälfte so grundlegende Defizite und Veränderungen erfährt. Ich bin dünnhäutiger als früher, schneller erregbar und reizbar, viel öfter einer gedrückten und traurigen Stimmung ausgeliefert, die aber ebenso rasch in Fröhlichkeit und Hoffnung umschlagen kann.

Peter schickte mir auch eine Mundharmonika, um mit alten, vertrauten Liedern gleichermaßen die Lippenmuskulatur zu kräftigen. Meine Enkelkinder ließen mich in Gedanken an ihrem Leben teilnehmen. Sophia lud mich ein, sie in Bildern auf einer Reise durch Peru zu begleiten, Lotte lockte mich in Briefen nach Australien, Matheus malte mir einen „oma-man", auf den ich in regelmäßigen Abständen meine Bewegungsfortschritte mit Farben einzeichnen konnte, Anna entführte mich in die Welt der Tiefsee, Nina auf die Aschenbahn und Jacob auf den Fußballplatz. Freunde schenkten mir Bücher, die mich in andere Welten zauberten und mich für Stunden meine Realität vergessen ließen. Mein Sohn Alex suchte nächtelang im Internet, bis er das geeignete Elektrogerät für mich gefunden hatte, das er mir zur Stimulation einzelner gelähmter Muskeln besorgte. Darüber werde ich an anderer Stelle sprechen. So suchte jeder auf seine Weise, mir das neue Leben zu erleichtern und neue Quellen für das Leben danach zu erschließen.

Einmal, im Sommer, kamen Freunde von weither, um mich das Schwimmen wieder zu lehren. Zu zweit führten sie mich ins Wasser. Ich bin in der Freude, wieder in meinem Element zu sein, ihnen entsprungen und habe mich auf das Wasser geworfen, und sofort sank ich mit der rechten Seite in Schieflage ab. Ich erschrak. Theoretisch hatte ich gewusst, dass man im Wasser sein Gleichgewicht auch wieder erlernen muss, aber die Verlockung, in das Nass einzutauchen, war zu groß. Ich hatte dieses Wissen einfach vergessen.

KRANKENGYMNASTIK

Es war die Zeit der kleinen Schritte. Ich erprobte vieles, Schulmedizinisches und Alternatives, auch wenn es manchmal mit dem Bobath-Konzept nicht im Einklang war. Im Mittelpunkt stand jedoch die Krankengymnastik, zweimal wöchentlich. Alles andere trat dahinter zurück – nichts konnte mich davon abbringen.

Im Rahmen des Bobath-Konzeptes hatte meine Krankengymnastin große Erfahrung und einen Einfallsreichtum, die Übungen mit viel Kompetenz und Einfühlung auf meine spezielle Behinderung einzustellen, denn die Störung zeigt sich bei jedem Patienten, je nach dem Sitz der Hirnschädigung, etwas anders. Es gibt also im Bobath-Konzept nur Richtlinien, die Übungen selbst werden jeweils auf die spezielle Störung des Patienten zugeschnitten. Grundprinzip ist nicht das Krafttraining, das erfahrungsgemäß bei nicht kompetenter Anwendung die Krampfbereitschaft der spastisch gelähmten Muskulatur erhöht, sondern die Tonusregulierung durch Inhibition und Fazilation, so bezeichnen wir die Hemmung der Spastik und die Anbahnung physiologischer Bewegungen.

Zunächst behandelte die Krankengymnastin meine Schulter, die durch die Lähmung in ihrer Bewegung schmerzhaft eingeschränkt war. Das kommt beim Arm häufiger vor, trotz vorbeugender Maßnahmen. Man soll den gelähmten Arm nicht hängen lassen, sondern auf das Tischchen im Rollstuhl aufstützen, denn das Eigengewicht des Armes zieht das gelähmte Glied leicht aus dem Schultergelenk. Außerdem sind durch den Hirnschlag auch die feinen Muskeln der Gefäße betroffen, sodass es zu einer Störung der Blutzirkulation kommt. Der Vorgang ist sehr komplex und führt zur schmerzhaften Bewegungseinschränkung der Schulter und Ödembildung (Gewebeschwellung) der Hand.

Der Arm also, der zunächst eine schlechte Prognose gehabt hatte, machte große Fortschritte. Ich übte zu Hause weiter, indem ich viel im Haushalt half. Die komplexen Bewegungen, die dazu notwendig sind, weckten offensichtlich die alten eingeübten Bewegungsmuster, denn es dauerte nur etliche Wochen, bis ich die wichtigsten Verrichtungen — Waschen, Ankleiden, Essen — selbstständig, ohne jede Hilfe leisten konnte. Das Bein machte mir mehr Kummer, obwohl es die bessere Prognose gehabt hatte. Ich ging am Rollator ziemlich sicher, ohne Gehhilfe jedoch war kein Schritt möglich. Denn auch das linke Bein war unsicher. Da etwa zehn bis zwanzig Prozent der Nervenbahnen im Stammhirn nicht wie die überwiegende Mehrzahl auf die andere Seite kreuzen, waren zehn bis zwanzig Prozent der linksseitigen Nervenbahnen auch vom Schlaganfall getroffen. Ich übe bis heute das Gleichgewicht auch auf dem linken Bein und dehne es, weil ich das Gefühl habe, dass auch die Muskulatur des linken Beines zu einer leichten Krampfbereitschaft neigt.

Vor meinem inneren Auge sehe ich dabei den Storch in seinem Nest, wie er hoch auf dem Dachfirst auf einem Bein steht, so, wie ich ihn als Kind entzückt beobachtet hatte. Wie beneide ich ihn jetzt. So majestätisch steht er da, so souverän, und ich kann nur für Sekunden das Gleichgewicht auf einem Bein halten.

Die meisten Schwierigkeiten macht das Zusammenspiel der vielen Muskeln, die am Gehen beteiligt sind, mit den Sensoren für Raumwahrnehmung. Man könnte die Störung mit den Ausfällen in einer Telefonzentrale vergleichen, in die der Blitz eingeschlagen hat. Die Feinabstimmung der Bewegungsabläufe liegt danieder. Das Kniegelenk war instabil, es drohte immer wieder nach hinten durchzuschlagen. Ich versuchte es mit einer Gummikniekappe, aber es half nichts. Hilfreich war die Kasseler Patellarsehnenbandage: ein schmales, straffes Band, unterhalb der Kniescheibe angelegt, das beim Gehen Druck auf die Kniescheibensehne ausübt und dadurch bei jedem Schritt den Oberschenkelmuskel zur Kontraktion anregt, etwa so, wie wenn der Arzt mit seinem Reflexhämmerchen auf die Sehne klopft und der Oberschenkelmuskel sich kräftig zusammenzieht. Damit hatte ich Erfolg. Am Ende des Sommers war das Knie einigermaßen stabil. Es führte die Bewegungen fast gleitend und koordiniert aus und rastete nicht wie vordem wie ein Zahnrad ein.

Bei stärkerer Belastung wurde es jedoch rückfällig. Ich musste mich daran gewöhnen, dass einmal gewonnene Funktionen wieder verloren gehen können. Erst wollte ich verzagen, aber jetzt weiß ich, dass wir jeden Tag den Fortschritt neu erwerben müssen, dass wir uns das gestern Erkämpfte heute wieder aneignen müssen, dass das Maß der kleinen Fortschritte viele Monate ist. Und wichtig ist, dass wir an feinen Körpersignalen das Maß an Übungen für uns finden, nicht zu wenig, aber auch nicht zu viel, dass wir wahrnehmen lernen, was uns gut tut und uns nicht unter- oder überfordert. Das Nervensystem braucht viel, unendlich viel Zeit zur Regeneration.

AKUPUNKTUR

Ich habe zehn Akupunkturbehandlungen erhalten. Der Weg dorthin war noch weiter als zur Krankengymnastik, für mich so beschwerlich, dass ich die Behandlung auf zehn begrenzte. Ich hatte den Eindruck, dass die Schulterschmerzen durch die Behandlung gelindert wurden. Wer die Gelegenheit dazu hat, sollte es versuchen.

FELDENKRAIS

Schon vor dem Schlaganfall hatte ich mich intensiv mit Entspannungsverfahren vertraut gemacht. Das war mir eine große Hilfe bei den Übungen, mit denen wir schon sehr bald nach dem Schlaganfall begonnen hatten. Aber es genügte mir nicht. Durch den Schlaganfall waren die Bewegungen erstarrt, wie eingefroren. Die spontanen Bewegungen und auch die feinen, spontanen Ausgleichsbewegungen des Körpers, die den Erhalt des Gleichgewichts sichern, waren verloren gegangen. Jede Bedrohung des Gleichgewichts beantwortete der Körper mit Spasmen: Schon ein leichtes Anstoßen der großen Zehe ließ sie erblassen und löste in Bruchteilen von Sekunden Missempfindungen im kleinen Finger und Spasmen in der Hand aus. Unglaublich, wie in Millisekunden Informationen in den Nervenbahnen weitergegeben werden. Ich wusste darum aus Büchern, aber die Erfahrung ist ein neues Wissen.

Mit kleinen, sanften Körperübungen schult die Feldenkraismethode die Körperwahrnehmung. Über Rückkopplungsprozesse von Informationen zwischen Muskeln, Gehirn und den Sinnen lernt das Gehirn ein koordiniertes, natürliches Haltungs- und Bewegungsmuster herauszubilden, das spontan die Bewegungen erleichtert und die körperlichen Fähigkeiten verbessert. Anfangs war es recht mühsam. Ich verfiel immer wieder in das schnelle, angestrengte Tempo meiner Lebenszeit davor. Erst allmählich lernte ich, mich in den Rhythmus einzufühlen und mich ohne zu große Anstrengung der Bewegung zu überlassen. Die Wirkung war erstaunlich. Jedes Mal verspürte ich ein Wohlbefinden, denn die Schwere und die Last meines Körpers waren für kurze Zeit ein wenig von mir genommen.

ELEKTROTHERAPIE

Ich wollte nichts unversucht lassen, was mir Erfolg in der Wiedergewinnung meiner verlorenen Bewegungen versprach. Mein Sohn fand im Internet ein Gerät, das in den USA schon vielfach bei Lähmungen nach Schlaganfall erprobt war. Das AutoMove, so heißt das Gerät, führt eine „intentionsabhängige EMG-getriggerte Muskelstimulation" durch. In vergleichenden Feldstudien wurde die Wirksamkeit des Geräts in der Behandlung von spastischen Lähmungen nach Schlaganfall erwiesen. Es beruht auf der Entdeckung der Bereitschaftspotentiale im Gehirn. Die Bereitschafts-potentiale sind Aktivitäten, die bereits auf die Intention (Vorstellung) einer Bewegung in mehreren Regionen der Hirnrinde ausgelöst werden. Die Beschreibung der Funktion des Gerätes lautet: „Diese Bereitschaftspotentiale werden in dem Gerät AutoMove registriert und zur Auslösung nie-derfrequenter Impulse genutzt, mit denen die Antagonisten der spastischen Muskulatur zur Kontraktion gebracht wer-den. So wird das spastische Muster durchbrochen und das muskuläre Gleichgewicht gebessert. Der Patient kann verlo-ren gegangene Bewegungsmuster neu erlernen." Und Danz schrieb darüber: „Die intentionsabhängige EMG-getriggerte Muskelstimulation knüpft so verloren gegangene Verbindungen zwischen geschädigtem Zentrum und noch funktionsfähiger Peripherie neu."

Ich behandelte die entsprechenden Muskelgruppen mit dem Gerät täglich zwei Mal eine halbe Stunde über einen Zeitraum von etwa acht Monaten, mit kleineren Unterbrechungen.

Die Behandlung, die ich zu Hause selbst durchführen konnte, war erfolgreich. Schon bei der zweiten Anwendung kam Leben in die Zehen, die sich bis dahin − neun Monate nach dem Schlaganfall − überhaupt nicht gerührt hatten. Die Krankengymnastin war sehr erstaunt, denn im Rahmen des Bobath-Konzeptes ist die Elektrotherapie kontraindiziert (nicht angezeigt). Die Zehenstrecker haben sich heute soweit erholt, dass sie aktiv gestreckt werden können, lediglich die Kraft gegen die Beuger im Stand, also unter Belastung die Zehen zu heben, fehlt noch. Eine ebenso erfreuliche Entwicklung zeigten die Fußheber- und Oberschenkelstreckmuskeln. Ich hoffe, dass es nur eine Frage der Zeit ist, dass ich das Bein im Gehen korrekt durchziehen und den Fuß abrollen kann.

Die Elektrotherapie ist nicht in jedem Fall indiziert und muss vom Arzt verordnet werden. Ich weiß, dass die Meinungen einzelner Neurologen und Bobath-Therapeuten über die Wirkung geteilt sind. Mir war sie hilfreich. Die EMG-getriggerte Elektrotherapie ist eine zusätzliche Maßnahme, kein Ersatz für die Krankengymnastik.

MASSAGEN UND WÄRMEBEHANDLUNG

Wann immer sich die Gelegenheit bot, habe ich mir Wärme gewünscht, am liebsten Fango und Lockerungsmassagen. Es besteht bei manchen Therapeuten die Auffassung, dass die Massage die Spasmen verstärkt. Ich habe diese Anwendung immer als wohltuend und schmerzlindernd empfunden, gerade, wenn die Spasmen sehr schmerzhaft waren. Ich meine, die Wirkung der Massage hängt von der Einfühlsamkeit und Behutsamkeit der behandelnden Hände der Masseurin oder des Masseurs ab.

KLEINE ORTHOPÄDISCHE HILFSMITTEL

Ich möchte hier nicht von den großen orthopädischen Hilfsmitteln, den Orthesen, sprechen, die vom Arzt verordnet und betreut werden, sondern von den kleineren Hilfsmitteln, die oft eine große Erleichterung in den Alltag von uns Hemiplegikern bringen können.

Vor allem ist die Zurichtung der Schuhe wichtig. Der orthopädische Schuhmacher versieht die Schuhe mit einer Abrollhilfe, sodass das Abrollen des gelähmten Fußes wesentlich erleichtert wird.

Wichtig ist auch das Patellarsehnenband, das ich bereits beschrieben habe.

Wurden die Spasmen in den Halsmuskeln unerträglich, habe ich stundenweise eine Halsstütze, eine so genannte Cervicalstütze aus Schaumstoff getragen, nicht dauernd – das würde die Halsmuskeln schwächen. Die Cervicalstütze entlastet die betroffene Halsmuskulatur von dem Gewicht des Kopfes und schafft damit eine Schmerzerleichterung.

Für den leichten Hängefuß, eine Folge der Fußheberschwäche, gibt es Gummifußstücke mit straffen Zügeln, die den gelähmten Fuß anheben und dadurch den Fersenauftritt erleichtern.

Schließlich gibt es noch die Therabänder. Eines Tages kam ein Päckchen von einer lieben orthopädischen Kollegin. Was war in dem Päckchen? Therabänder in verschiedenen Längen und Stärken, reißfeste, elastische Latexbänder zur Dehnung und Kräftigung der Muskulatur. Eins hab ich um den Schreibtischfuß geschlungen, damit ich mein Bein kräftigen konnte, das andere um die Türklinke, damit ich den Arm üben konnte. Ganz sanft habe ich angefangen, langsam dehnend, an Kraft behutsam zunehmend, und es war gut so. Ich habe nicht feststellen können, dass damit die Spastik verstärkt wurde, wie manche Therapeuten befürchten, aber meine Muskeln wurden kräftiger, auch wenn ich nicht ganz regelmäßig geübt habe. Ich fand es wohltuend, die Methoden zu wechseln, damit das Üben nicht gar so langweilig wird.

GLEICHGEWICHT

Ich weiß nicht mehr, ob es nur ein Bild oder erlebte Wirklichkeit aus meiner Kindheit ist: Ich sehe vor mir eine enge Dorfgasse. Hoch über ihr ist von Fenster zu Fenster ein Seil gespannt. Noch jetzt spüre ich die aufmerksame Spannung, als aus einem Fenster ein Seiltänzer tritt. Eine lange Stange waagerecht ausbalancierend, Fuß vor Fuß setzend, überquert er die Gasse auf dem Seil. In diesem Jahr hat sich mir dieses Bild des Öfteren eingestellt, immer dann, wenn ich um das Gleichgewicht rang. Mit welcher Anmut, welcher Leichtigkeit schwebte er gleichsam über das Seil. Noch einmal über einen gefällten Baumstamm mit ausgebreiteten Armen balancieren können ...

LANGSAMKEIT

Besonders schwer fiel es mir, mir von meinem Körper den Rhythmus und das Tempo diktieren zu lassen. Anfangs, als ich mit dem Rollator in der Hand die ersten Schritte erprobte, schoss ich im alten, vertrauten Tempo los, und nach wenigen Minuten brach das Gehsystem in sich zusammen, weil die erkrankten Nervenzellen nur sehr langsam und schwach feuern, wie wir die elektrische Aktivität in den Nervenzellen nennen, gleich einer schwachen Uhrbatterie, die das Räderwerk nicht mehr in Gang setzen kann. Schmerzlich habe ich erfahren, dass jetzt die Uhren für mich langsamer gehen. Ich habe sie mit viel Geduld und Ermahnungen auf meinen neuen Rhythmus umgestellt. So gehe ich lieber allein, in Achtsamkeit auf den Weg konzentriert und meinen Gedanken nachhängend, als in Gesellschaft eines Menschen, von dem ich die Unruhe spüre, wie er ständig meinetwegen die Bremse zieht, einen Schritt mir vorauseilend. Während des Gehens Gespräche führen verunsichert mich sehr im Gehen. Zwei motorische Systeme in Aktion, das ist jetzt sehr schwierig, weil sie beide Aufmerksamkeit erfordern – mit welcher Leichtigkeit habe ich früher zwei Dinge auf einmal getan –, jetzt geht nichts mehr spontan. Ich wirke gewiss oft einsilbig, ablehnend oder verschlossen auf Menschen, die mich vorher nicht kannten. Das ist nicht so. Es ist die Konzentration auf den Weg, die mich ablenkt. Seine Unebenheiten muss ich mit den Augen unter Kontrolle halten, weil mein Fuß sie nur unsicher wahrnehmen kann, denn er hat an Tiefensensibilität eingebüßt. Ich bin nicht kontaktscheu, sondern von meiner Aufmerksamkeit total in Besitz genommen. Ich denke noch mit Erschrecken daran, als in winterlicher Dunkelheit das Bewegungslicht, das den Weg zum Haus beleuchtete, plötzlich ausging. Meiner Sichtkontrolle beraubt, stand ich vollkommen orientierungslos da, erstarrt für Sekunden, ehe ich vorsichtig wagte, weiterzugehen. Und mit welcher Sicherheit habe ich einmal nachts Bergwanderungen gemacht.

Sehr unangenehm ist es, wenn sich ins Gespräch vertiefte Menschen hinter meinem Rücken nähern. Das erschreckt mich sehr und löst ein unangenehmes Gefühl in mir aus, auch wenn es vertraute Menschen sind. Ich muss stehen bleiben, um sie an mir vorbeigehen zu lassen. Erst dann kann ich weitergehen. Vielleicht ist das auch ein altes Erbe der Evolution, das durch die Traumatisierung des Gehirns wieder aktiviert worden ist – der Körper antwortet auf das Geräusch mit Erschrecken, wie wenn sich von hinten eine tödliche Gefahr näherte, vor der er sich schützen muss.

KLEINE WELTERFAHRUNGEN EINER
BEHINDERTEN

Es war ein wunderschöner Sommer in einer reizvollen Landschaft, der mir das Eingewöhnen in die für mich veränderte Welt erleichterte. Die Prioritäten hatten sich verschoben. Ich komme immer gern aus der Stadt zurück. Sie ist mir fremd geworden. Die mir lange vertraute Stadt hat ein neues, abweisendes Gesicht. Sie konfrontiert mich schmerzlich mit meiner Gehbehinderung. Mit einem Blick schätze ich ab, ob ich die andere Straßenseite durch den Verkehr noch rechtzeitig erreichen kann, sehe, dass die Treppe eine freischwebende ist, die ich ohne Handlauf nicht ersteigen kann. Ich stehe plötzlich fassungslos vor einer großen, schweren Drehtür, die mir den Ausgang im Sichdrehen versperrt, mit ihrer Geschwindigkeit kann ich nicht mithalten. Meine Fußspitze bleibt unversehens am Kopfsteinpflaster hängen; ein großer, weiter Platz, den ich früher so liebte, macht mich beklommen in seiner unbegrenzten Ausdehnung – früher habe ich ihn mit großen Schritten in einem Gefühl von Freiheit überquert, heute suche ich nach einer Begrenzung. Nur meine Augen erfassen noch die Weite und nehmen sie in sich auf, während meine linke Hand heimlich nach Handläufen oder Gegenständen sucht, an denen sie sich festhalten kann, für den Fall, dass mich der Gleichgewichtssinn verlässt und ein kleiner Rempler mich wie ein Brett umwerfen kann.

DIE REHABILITATION

Der Sommer war lang, die Tage leuchtend und die warmen Nächte hell und sternenklar. Mein Hoffnungspegel war über die Maßen angestiegen. Als ich im September in die Rehabilitationsklinik kam, lernte ich im Zusammenleben mit den Behinderten wieder Geduld zu haben. Traurige Bilder von jungen Patienten, die weit schwerer getroffen waren als ich, und die ihr Leid stumm trugen, erschütterten mich sehr. Wie Einzelne trotz der schweren Behinderung dem Leben Freuden abgewinnen konnten, hat mich tief beeindruckt. Ich stellte den Maßstab neu ein und versuchte, die Krankheit anzunehmen, nicht zu verzagen, zu üben und zu hoffen.

Die Zeit war ganz auf die Wiederherstellung zentriert. Im Mittelpunkt stand wieder die Krankengymnastik in Einzeltherapie und in der Gruppe. Massagen, Ergotherapie und Schwimmen in der Gruppe ergänzten das Übungsprogramm. Das Schwimmen war mir sehr wichtig. Ich ließ keine Gelegenheit dazu aus. Und es dauerte auch nicht lange, bis ich das Gleichgewicht im Wasser halten konnte. Ich erlebte das wunderbare Gefühl des vom Wasser Getragenwerdens. Zum ersten Mal wieder fast ein Schweben in Leichtigkeit nach den vielen Monaten, in denen mein Körper mir zur Last geworden war. In der übungsfreien Zeit erfreute ich mich an dem Blick auf die prachtvollen Berge und den See. Es war ein wunderbarer, sonniger Herbst, der den ganzen Raum ausleuchtete. Es war eine Zeit der Besinnung und Rückschau, der Bilanz, in der alle aktuellen Nöte und Ängste vor der Zukunft in den Hintergrund traten.

Ich kam nach sechs Wochen froh und gekräftigt für den Winter zurück. Mein Ziel, den Stock in die Ecke stellen zu können, hatte ich nicht erreicht, aber ich wusste jetzt, dass es zu vermessen gewesen war, und schob es auf, aber hob es nicht auf.

DER WINTER

Ich führte die Krankengymnastik fort und wandte jetzt die Elektrotherapie regelmäßig an, nachdem ich mich von der erfolgreichen Wirkung überzeugt hatte. Als ich im November zur Nachuntersuchung in die Klinik kam, hatte man mich dort im Rollstuhl erwartet und war aufs Höchste erstaunt, dass ich als Gehhilfe nur einen Stock gebrauchte und den Arm frei in die Höhe heben konnte. Ich war natürlich sehr stolz. Mein Durchhalten hatte sich gelohnt. Für mich war es eine Ermutigung, nicht aufzugeben.

KLEINE TIPPS FÜR ÜBUNGEN, DIE GUT ZU HAUSE GEMACHT WERDEN KÖNNEN

Die Krankengymnastin sagte mir, was ich üben sollte und worauf ich, im Hinblick auf meine individuelle Schädigung, besonders achten müsste. Ich habe keine Geräte zu Hause wie sie in ihrer Praxis, aber es bieten sich genügend Möglichkeiten im Haushalt, wenn man ein bisschen erfinderisch ist. Türrahmen eignen sich hervorragend für Dehnübungen für die betroffene Seite, die am Morgen wie ein Gummiband zusammengeschnurrt ist, und eine kleine Tasche in der betroffenen Hand mahnt den Ellenbogen, sich zu strecken und zu verhindern, dass sich das Ellenbogengelenk unter der Anstrengung des Treppaufgehens beugt und an die Brust anlegt – das typische Bewegungsmuster des Schlaganfallpatienten, wie man ihn schon von weitem erkennen kann. Jedes Pfund mehr in der Hand wirkt sich sofort beschwerend auf die Spastik im Bein aus – es ist, als ob der Körper einer Waage gleiche, deren rechte Waagschale sich dann neigt. Es versetzt mich immer wieder in Staunen, wie fein der Körper bemüht ist, Störungen seines Gleichgewichtes auszugleichen.

Ich lasse kaum eine Treppe aus, die mir dazu dient, meine verkürzten Wadenmuskeln zu dehnen; vier Brettchen, 30 x 15

Zentimeter, liegen am Fußende meines Bettes und fordern mich mehrmals am Tag auf, die Beweglichkeit in den Fußgelenken und die Koordinationsfähigkeit des Beines, ja des ganzen Körpers zu trainieren. Ganz einfach: Auf der Unterseite der Brettchen sind ein Zentimeter dicke halbrunde Leisten aufgeschraubt. Die Brettchen kippen auf viererlei Weise: nach vorn und zurück, nach rechts und links, diagonal nach rechts vorn und diagonal nach links vorn. Man stellt den Fuß auf das Brettchen, hält sich dabei mit den Händen an einem stabilen Möbel fest – an einem Tisch, Bettgestell oder einer Kommode – und bemüht sich, die Brettchen in die vorgegebene Richtung in regelmäßigem Rhythmus vor und zurück zu kippen. Dabei wird das Sprunggelenk beweglicher, die Koordination der Beinmuskeln bessert sich und das Bein wird standsicherer. Ein Fest, wenn man dabei lernt, auf einem Bein zu stehen.

An meinem großen Ohrensessel kann ich vornüber gebeugt das lockere Zusammenspiel von Knie und Fuß – wie im Gehen – üben, immer wieder und wieder, um das Gangmuster vorbereitend zu bahnen. Das Gehirn soll, so schätzt man, nach 10.000 bis 12.000 Bewegungswiederholungen das Bewegungsmuster erlernt haben. Plötzlich bekommen die Möbelstücke eine ganz neue Bedeutung und können einmal Geschichten vom Fortschritt erzählen.

Für den Arm gibt es unendlich viele grob- und feinmotorische Handlungen in Haushalt und Küche, die beim Üben auch noch von Nutzen sind und Spaß bringen, wenn sie gelingen. Ich setze mir kleine Ziele, und wenn ich sie erreicht habe, dann wird gefeiert.

VORSTELLUNGSBILDER

Wie ich schon erwähnte, ist das Körperwissen um die Bewegungsmuster, die wir im Verlauf unserer Entwicklung erlernt haben, auf der betroffenen Seite mit einem Schlag verloren gegangen, sodass wir die Bewegungen des Armes und des Beines sehr mühevoll wieder erlernen müssen. Es genügt nicht zu versuchen, die einzelnen Muskeln durch Training aus ihrem Lähmungszustand zu erwecken und zu kräftigen. Unser Augenmerk liegt auf ihrem minutiösen Zusammenspiel im Gesamtablauf einer Bewegung. Und da ist es sehr hilfreich, sich erst Vorstellungsbilder von dem angestrebten Bewegungsmuster zu machen, ehe man, oft vergeblich, versucht, die Bewegung zu vollziehen. Schon in den sechziger Jahren haben Hirnforscher entdeckt, dass allein die Vorstellung einer Bewegung verschiedene Hirnareale aktiviert und für eine Bahnung willentlicher Bewegungsimpulse bereitmacht. Unter hoher Willensanstrengung und Konzentration auf die Bewegung können die sensomotorischen Zentren in den verschiedenen Regionen so aktiviert werden, dass die Willensimpulse in den ableitenden Nervenbahnen bis zum Zielmuskel weitergeleitet werden. Diese Entdeckung der so genannten Bereitschaftspotentiale wurde zuerst im Training von Sportlern, dann aber auch in der Behandlung von Schlaganfallpatienten mit Erfolg eingesetzt. Auf diesen Erkenntnissen, dem so genannten Ideomotorischen Training (IMT), beruht auch die Feldenkraismethode und auch die Elektrobehandlung durch das AutoMove.

Ich denke noch an andere Vorstellungsbilder, die ich immer wieder vor Augen habe. Ich nehme mir stets vor, mich ganz auf sie zu konzentrieren. Da sie nichts schaden, vielleicht sogar den Grundtonus der Muskulatur durch Entspannung lösen können, versuch ich's halt. Und dazu muss ich etwas weiter ausholen. Als ich mich wieder einmal von Spasmen arg geplagt auf die Behandlungsbank setzte, sah ich folgendes Bild ganz klar vor meinem inneren Auge: ein stiller, sonnendurchtränkter See mit kristallklarem Wasser, umsäumt von Schilf, das sich sanft im Wind bewegt, von bunten Schmetterlingen und zarten Libellen umflattert und umschwebt. Dieses Symbol für die ersehnte leichte, anmutige Bewegung in Harmonie mit der Natur stellte sich ein, wenn der Arm in Schwere herabsank und das Bein in stockendem Rhythmus vorwärts stolperte. Jetzt stelle ich mir dieses Bild mehrmals täglich intensiv vor und erhoffe mir, mehr Gelöstheit in der Bewegung zu erlernen. Denn wenn ich mir tief in die Seele blicke, ist der Grundtonus der Gesamtmuskulatur oft genug schon von der Angst zu stürzen erhöht, und der Körper erstarrt momentan und gerät ins Ungleichgewicht. Ich erhoffe mir insgeheim auch ein wenig das Wiederbele-

ben der empfindlichen Fasern, die die absteigenden Nerven-
fasern hemmen und somit der Spastik entgegenwirken.

DIE ARBEIT

Durch den Schlaganfall war ich jäh aus einem reichen, erfüllenden Arbeitsleben herausgerissen worden. Ich hatte trotz meines Alters kaum eine Müdigkeit gekannt. Ich hatte noch so vieles abrunden wollen, ehe ich mich zur Ruhe begeben wollte. Der Schlag hatte mich nicht niederknebeln können. Ich fing schon nach wenigen Tagen wieder an, Briefe zu diktieren und auch mit der linken Hand auf meiner treuen Reiseschreibmaschine zu schreiben. Und ich las in den vielen Stunden der Stille in meiner kleinen Welt.

Nach vier Monaten wagte ich, mein erstes Seminar zu halten. Ich war noch immer fasziniert von Menschen und ihren verschlungenen Wegen, die es galt, zu erhellen und seine Spuren zu enträtseln.

Meine Körperlichkeit hatte ich schmerzlich eingebüßt, aber an ihre Stelle trat ein am eigenen Leib erfahrenes Wissen um Krankheit und Gesundheit, das ich zuvor nicht gekannt hatte. Auch an Bewegung verloren hatte ich, aber zu meinem eigenen Erstaunen habe ich auf andere Weise gewonnen: noch kürzer, noch deutlicher auf den Wesenskern zu kommen, noch einfachere Worte zu finden für das, was mich im tiefsten Inneren bewegt. Und mit jedem Mal wurde ich sicherer. Den ersten Vortrag hielt ich sechs Monate nach dem Schlag. Das Vertrauen, das die Menschen mir entgegenbracht haben, hat mir den Mut dazu gegeben. Die Arbeit hat meine Gedanken fern gehalten von der Krankheit, die so aufdringlich in mein Leben getreten ist, und ich bin dankbar, dass ich sie noch leisten kann.

Einmal jedoch habe ich die Grenzen empfindlich gespürt. Ich war zu einem Vortrag eingeladen. Im Saal gab es nur ein Stehpult. Sitzend hätte ich die Hörer nicht sehen können und sie mich nicht. So nahm ich die Herausforderung an, eine halbe Stunde zu stehen, was ich noch nie zuvor gewagt hatte. Dabei habe ich nicht bedacht, daß ich zwei motorischen Systemen, dem Stehen und dem Vortragen, meine volle Aufmerksamkeit widmen musste. Und das ging nicht. Ich kam mit den Seiten des Manuskripts ganz durcheinander, musste auch noch den Dias meine Aufmerksamkeit widmen — das war für mich als Schlaganfallpatientin zu viel. Es ging ganz glimpflich zu Ende, aber ich machte für manche offenbar den Eindruck einer „sehr tattrigen Alten", wie eine Hörerin flüsterte. Ich werde zukünftig auf ähnliche Situationen achten, damit ich nicht wieder eine solche unangenehme Erfahrung durchleben muss.

DER COMPUTER

Wie habe ich mich gesträubt, ihn in mein Zimmer einzulassen. Als Eindringling habe ich ihn geschmäht und verachtet. Er war mir unheimlich. Nun steht er da, der Computer — ein guter Geist hat ihn mir einfach hingestellt —, und immer wieder zieht es mich hin zu ihm, und es lockt mich, ihm seine Geheimnisse zu entreißen und ihn mir zu Diensten zu machen. Er ist mit mir ganz freundlich und bemüht, meine Niederschriften doch noch vor dem Absturz zu retten. Auf kleinen Notizzetteln teilt er mir seine Absicht mit. Unsere Interaktion ist hoch spannend, er übt und fördert meine Konzentration und Geduld. Und die Tastatur ist so leichtgängig, dass meine rechte Hand ihre Fingerfertigkeit erproben kann. Und wenn ich noch mehr in seine Geheimnisse eindringen will, dann kann ich mit ihm sprechen — welch neue Dimensionen eröffnen sich da für mich in meiner Zwangsbegrenzung, und das im Lebensalter von 81 Jahren. Es ist doch ein Glück, so hartnäckig überzeugende Söhne zu haben. Wer seine geistigen Fähigkeiten noch wach halten will, warum mag er es nicht versuchen?

REISEN

Warum sollten wir nicht reisen? Ich hab's gewagt. Ein halbes Jahr nach meinem Schlaganfall bin ich geflogen. Es war ein wunderbarer Ausflug in die alte Welt. Meine Freunde hatten alle möglichen Hindernisse vorbedacht. Der Behindertenservice der Lufthansa klappte ausgezeichnet, vom Haus bis zum Flughafenausgang.

Nur wenige Minuten musste ich warten, bis ich meine Freundin, die mich abholen wollte, entdeckte. Eine Baustelle hatte sie aufgehalten. Es waren seltsame Gefühle, die ich bisher nicht gekannt hatte, als ich nur für fünf Minuten am Flughafenausgang allein stand. Nur ein Prozent Wahrscheinlichkeit, dass ich nicht abgeholt würde, ließen mich meine Verlassenheit in der Welt spüren, in der ich einen Aktionsradius von höchstens einhundert Metern hatte. Plötzlich erschien sie mir feindlich. In Sekunden hatte sie sich unversehens in eine Unbegrenztheit geweitet, die mich im Gefühl der Verlorenheit und Hilflosigkeit tief in mir ängstigte. So mögen Kinder die Welt erleben, wenn sie keine Begrenzung spüren – eine Welt ohne Horizont.

Meine Gedanken wagten gar nicht weiterzudenken, obwohl ich mir sicher war, dass meine Freundin kommen würde. Trotz der geringen Chancen überstimmte das Gefühl die Gedanken. Das Gefühl ist das Fundament unseres Denkens, und oft genug hüllt es unser Denken in Nebelschwaden ein, aus denen es sich nur mühsam befreien kann.

Was ich damit sagen will: So gerne ich ins Blaue gereist bin, jetzt ist eine genau durchdachte Planung im Hinblick auf die für uns Behinderten unüberwindbaren Hindernisse notwendig, wie Treppen ohne Handlauf, hohe Stufen im Zug, schwere Türen, die kaum zu öffnen sind, lose Teppiche, auf denen wir ausrutschen, Rolltreppen, Drehtüren – es nimmt kein Ende. Dinge, an die wir früher nicht im Traum gedacht hätten. Unsere Welt, in der wir leben, ist eben eine andere Welt.

WIE SEHEN UND ERLEBEN UNS DIE ANDEREN?

Das erste Gefühl, das mich beherrschte, war Scham. Ich vermied den Augenkontakt aus Scham vor meiner Sprache, vor meinem hilflosen Darniederliegen. Die Scham vor dem Anderssein ist offenbar tief in uns verwurzelt. Eine Freundin, die mich in den ersten Stunden besuchte, war zutiefst erschrocken über den Schrecken in meinen Augen. Ich habe ihn nicht gespürt, aber ich kann es mir heute vorstellen, dass es so war, denn die Mitte meines Daseins war getroffen. Meine Freundin fühlte sich freier, als ich wieder Kontakt halten konnte. Vor allem die kleinen, wohltuenden Annehmlichkeiten erleichterten mir den Alltag und ihre unmittelbare, fraglose Gegenwärtigkeit, ob sie real anwesend war oder nicht, war das Entscheidende. Viele Freunde kamen, einfach um bei mir zu sein und mir Mut zuzusprechen.

Die Reaktionen ferner Stehender waren ganz unterschiedlich. Es vermischten sich Erschrecken darüber, mich plötzlich so hilflos wieder zu finden, und eigene Ängste vor der Verletzlichkeit und der Endlichkeit des Lebens. Ich spürte es und war dann geneigt, meinen Zustand zu verharmlosen und mich in mich selbst zurückzuziehen.

Kinder haben eine besondere Art, mit der plötzlichen Veränderung einer ihnen vertrauten Person umzugehen. Nina, die lange meine gelähmte Hand aufmerksam betrachtet hatte, setzte sich am Abend gleich hin und schrieb mir zur Ermutigung einen Brief mit der linken Hand – ein liebenswerter Versuch, mir eine Lösung meines Handicaps aufzuzeigen; Anna verbarg ihre Erschütterung hinter einem vordergründigen medizinischen Interesse; und mit einem kleinen Besucher, der sich mir nur scheu näherte, den Blick auf meine rechte Hand gebannt, machte ich einen Sport daraus, einen gemeinsamen Brief mit links auf der Maschine zu tippen. Das Gemeinsame der Kinder und Jugendlichen war, nach einer praktischen Lösung des Dilemmas zu suchen.

Manche Erwachsenen mutmaßten über Alter und geistige Fähigkeiten, wobei sie dies nicht offen aussprachen, sondern eher hinter meinem Rücken austrugen. Schnell wird von dem sichtbaren körperlichen Defizit automatisch auf ein geistiges Defizit geschlossen. Verdeckt und offen werde ich einer Prüfung, sozusagen einem Härtetest unterzogen. Das ist verständlich, aber manchmal tut dies auch weh.

Einmal fragte mich ein Fahrer nach meinem Gebrechen. Ich antwortete ihm bereitwillig. Er erzählte mir dann zum Trost, dass sein Vater nach dem zehnten Schlaganfall bettlägerig und sterbenskrank sei. Das war absurd. Ich habe ihn in seinem Kummer getröstet. Schnell war ich in der Arztrolle verschwunden.

So, wie es Menschen gibt, die ihrer Betroffenheit nur schwer Ausdruck verleihen können und in ihrer Unbeholfenheit befangen sind, gibt es auch Menschen, die sich im Gehen auf meinen hinkenden Rhythmus einstellen können. Sie reichen mir die Hand wie zum Tanz und schwingen sich spielerisch leicht in meinen Schritt ein. Wie anmutig das ist, und wie warm mir dann ums Herz wird!

AN DIE ANGEHÖRIGEN

Es ist nicht leicht, mit uns Behinderten zu leben. In der Akutphase bangen Sie um unser Leben. Etwa dreißig Prozent von uns überleben den Schlaganfall nicht. Wenn wir es denn schaffen, so kommen wir als veränderte Menschen zurück. Solange wir im Krankenhaus gepflegt und versorgt werden, können Sie sich ganz der liebevollen Zuwendung widmen, die uns Hoffnung gibt und uns stärkt, den Kampf mit der Behinderung aufzunehmen. Wir sind jäh aus unserer vertrauten Welt herausgerissen und in die totale Hilflosigkeit und Abhängigkeit geschleudert. Die Welt um uns hat sich in wenigen Stunden radikal verändert. Wir sind verwirrt. Die nahe und auch die ferne Zukunft liegen im Nebel. Alles ist ungewiss. Nichts ist mehr, wie es war, und wird es vielleicht auch nicht mehr sein. Wir brauchen Geduld, damit wir uns orientieren können. So viel Neues stürmt auf uns ein. Wenn wir aus dem geschützten Rahmen des Krankenhauses nach Hause kommen und der Alltag mit seinen Unwägbarkeiten auf Sie und auf uns in unterschiedlicher Weise einstürmt, beginnt die Bewährungsprobe der Zuneigung und Geduld auf beiden Seiten.

Wir kennen uns in unserem Körper nicht mehr aus. Bedenken Sie, daß eine halbe Körperseite ganz oder teilweise ausgefallen ist. Das Gehirn erhält keine spontanen Rückmeldungen mehr von dieser Seite oder nur sehr spärliche. Wie soll das Gehirn das Bild vom Körper von Minute zu Minute neu gestalten, wenn es von der einen Seite nur spärlich mit Rückmeldungen versorgt wird? Ich kann mir sehr gut vorstellen, dass die wenigen negativen Meldungen auch zu diesem Missempfinden des Körpers beitragen, das uns ständig begleitet. Die Lust am Körper ist verloren gegangen, der Körper ist zur Last geworden. Wir brauchen Geduld, damit wir uns neu orientieren können. Gleichzeitig ist jeder Tag kostbar für die Rehabilitation. Je früher wir mit der Bewegung beginnen, desto aussichtsreicher ist die Wiederherstellung. Es heißt, man solle lieber gestern als morgen damit beginnen. Dazu sind sachliche, verständliche Informationen für den Patienten sehr wichtig. Je mehr er über die Vorgänge in seinem Körper weiß, umso eher wird er die Mühen und die Anstrengungen der Übungen auf sich nehmen. Mit jedem kleinen Fortschritt wächst die Motivation, aktiv an der Genesung mitzuarbeiten. Wichtig zu wissen ist auch, dass der Körper jetzt auf jeden Infekt sensibel mit einer vorübergehenden Verschlechterung seiner Bewegungsfähigkeit reagiert, die aber nach geraumer Zeit wiederkehren wird. Es ist, als ob wir auf einem schmalen Berggrat wandern, rechts und links der Abgrund.

Im Vordergrund steht die reale Belastung durch die Pflege, je nach dem Grad der Behinderung, aber dahinter steht bedrohlich die seelische Belastung durch eine mögliche Wesensveränderung der Kranken. Ganz schwierig wird es, wenn der Schlaganfall ein Sinneszentrum trifft. Wie werden sie sich verständigen? Wie werden die Kranken mit ihrer Behinderung leben lernen, die sie so jäh aus dem gewohnten Lebensgefüge herausgerissen hat? Wie werden sie das Zusammenleben gestalten? Werden sie neue Quellen der Beschäftigung mit sich und ihrer Mitwelt erschließen? Werden sie ihre Hobbys noch ausführen können oder neue finden, die ihnen das Leben danach lebenswert machen? Werden sie aufgeben, traurig und stumm ihr Dasein fristen, in dem Schmerz um den Verlust ihrer Integrität? Oder werden sie verbittert und im Hader mit ihrem Schicksal das Zusammenleben zur Qual machen? Wie sich das gemeinsame Leben entwickeln wird, wenn die Kranken zu Hause gepflegt werden können, hängt maßgeblich von den ersten Wochen ab. Geduld und Verständnis für die Hilflosigkeit und das durch den Schlaganfall veränderte Verhalten sind von entscheidender Bedeutung.

Ich habe schon beschrieben, wie es mir ergangen ist und wie ich den Weg aus dem Tal gefunden habe. Ganz wichtig ist, dass Sie sich fest an das Prinzip ‚Hilfe zur Selbsthilfe' halten und Ihrem Kranken aus Liebe und Mitleid nicht den Rest seiner Selbstständigkeit nehmen, auch wenn es Sie schmerzt, zusehen zu müssen, wie er langsam und mühevoll die Dinge verrichtet, die ihm so leicht von der Hand gingen. Wenn nur die Hoffnung und der Wille zur Verbesserung da sind.

Hilfreich ist es sicher für beide Seiten, den Tag in seinen notwendigen Abläufen — Körperpflege, Kleidung und Essen — nach der Uhr zu strukturieren, denn allzu gern möchte man die täglichen Notwendigkeiten vergessen, weil sie so beschwerlich geworden sind. Welch ein Vergnügen war es früher, sich zu duschen oder ein Bad zu nehmen. Jetzt muss ich meine ganze Aufmerksamkeit darauf richten, einen festen Stand zu behalten und nicht zu stürzen, denn immer schwebt das Damoklesschwert des Schenkelhalsbruchs über mir. Durch Regelmäßigkeit in den Tagesabläufen gelingt es, der durch die Krankheit ausgelösten allgemeinen Verunsicherung entgegenzusteuern. Wir Kranken brauchen viel Zeit und Geduld, um uns zurechtfinden zu können und uns neu zu orientieren. Auch im hohen Alter können Fähigkeiten in uns schlummern, die es zu entdecken und zu fördern gilt.

HEUTE

Heute ist der 30. Dezember 2000. Vor sechs Monaten habe ich den Bericht niedergeschrieben. Ich halte inne, schaue zurück und lasse die Tage und Monate in Bildern an mir vorüberziehen von jenem Tag an vor zwei Jahren, an der Schwelle zum Jahr 1999, als der Schlag mich getroffen hat. Im Augenblick werde ich meinen Bericht endgültig abschließen — doch die Zukunft ist offen.

Mein Leben hat sich seit jenen Stunden vor zwei Jahren grundlegend verändert. Vieles, was einmal wichtig war, hat sich in Unbedeutsamkeit aufgelöst. Ich habe der Stadt den Rücken gekehrt, und vermisse sie nicht. Unsere Katze hat zwei winzige Kätzchen zur Welt gebracht und sie in einer Kiste versteckt. Die Rehe kommen in Rudeln bis ans Haus. Die Nächte sind still. Das Mondlicht ergießt einen matten Schein über die Felder und die Wipfel der Tannen. Die Fledermäuse gehen lautlos auf die Jagd.

Die Uhr diktiert mich nicht mehr. Das Zeitmaß hat sich verwandelt. Hat es sich ausgedehnt, ist es kürzer geworden? Ich empfinde es seltsam unbestimmt, eingebettet in den Tag. Der Himmel über den sanften Bergen, die Morgensonne und die Abendglut sind das lebendige Maß der Zeit. Ich spüre nicht, ob vierundzwanzig Monate eine kurze oder eine lange Zeitspanne sind. Im Lauf dieser Zeit ist mein vertrautes Körperempfinden der rechten Seite ganz allmählich, unauffällig zurückgekehrt, die zwei Körperhälften sind an der Oberfläche gleichermaßen wieder miteinander verwoben. Wenn ich ganz ruhig liege, fühle ich mich in meiner Haut wieder ungeteilt eins. Es ist, als wenn nie etwas gewesen wäre. Wenn ich mich aber bewege, erinnern mich die Missempfindungen in der Tiefe der Hand und des Fußes und die schwere Unbeholfenheit der Glieder der rechten Seite schmerzlich an die Erfahrungen der vergangenen vierundzwanzig Monate. Der Hand ist nichts mehr von ihrem Leiden anzusehen. Sie hat sich neu entfaltet, in ihren Schriftzügen erkenne ich sie wieder und wenn sie mich berührt, durchströmt mich ein vertrautes Gefühl.

So ist es ähnlich mit dem Stehen. In den letzten Tagen habe ich beim Stehen für Minuten das alte Gefühl gehabt, einfach so, ganz vertraut, ohne angestrengtes Denken – es war wunderbar. War es ein Vorzeichen für ein sich anbahnendes spontanes Stehen? Und, ich wage es kaum auszusprechen, für ein spontanes Schrittesetzen, Ausschreiten, Über-eine-blühende-Wiese-Gehen?

Die neuesten Erkenntnisse in der Rehabilitation des Schlaganfalls rechtfertigen mir meine kleinen „Sünden" gegen die strikten Behandlungskonzepte von Bobath, mit denen ich vor allem durch die Elektrotherapie, durch das behutsame Kräftigungstraining mit dem Theraband und seit Wochen mit dem Heimtrainer mein Behandlungsrepertoire mit Erfolg erweitert habe. Ich spüre es deutlich, und der Heimtrainer zeigt es mir an, wie das Bein an Kraft gewinnt, wie es ausdauernder die Pedale tritt, und wie der Fuß sicherer und standfester auftritt. Die Wochen und Monate mit ihrem Schrecken rücken in die Ferne. Die Tage sind wieder mit Leben gefüllt. Mein Blick geht in die Zukunft. Ich bin ganz zuversichtlich, dass ich weitere Fort-Schritte machen werde. Geht vielleicht mein Traum doch in Erfüllung? Da, unversehens sitzt die Hoffnung wieder in der Ecke des Zimmers und lächelt mir zu.

DANK

Für das Lesen des Textes, für die Anregungen und Hinweise danke ich sehr herzlich aus meinem Freundes- und Kollegenkreis: Andrea Gneiting, Johannes Heyder, Christian und Ruth Hinz, Otto Meyer zu Schwabedissen, Karin Niermann, Ingrid Olbricht, Martina de Ridder, May Britt Ruths, Rainer Sandweg, Tanja Scheuermann, Susanne Svoboda und meinen vier Söhnen. Brigitte Salewski war mir eine unersetzliche Sekretariatshilfe, Michael Helffrich stellte mir zur Erleichterung des Schreibens einen Computer auf den Schreibtisch, das Team im Soonwald Schlößchen, Carmen Blatt, Winfried Suchardt und Waldemar Simon, gab mir den Rahmen von fürsorglicher Aufmerksamkeit, in dem ich in Ruhe das Buch schreiben konnte. Dagmar Olzog vom Kösel-Verlag danke ich für ihre verständnisvolle Annahme und sensibel-kritische Durchsicht des Manuskripts. Dass aber das Buch überhaupt zustande kam, das verdanke ich meinen beiden Söhnen Peter und Thomas, die mich unermüdlich zur Niederschrift ermutigten. Meine ersten Aufzeichnungen machte ich auf Peters Ermutigung hin schon im Krankenhaus mit der linken Hand auf der Reiseschreibmaschine. Bei der Realisierung des Buches hat er mir dann ideenreich mit Rat und Tat zur Seite gestanden.

NACHWORT VON LIZ MOHN

In den Umbrüchen einer „Zeitenwende", in der wir aufgrund der Globalisierung in Gesellschafts- und Arbeitswelt leben und von der wir alle auch in unserem privaten Umfeld und in unserem Alltag in der einen oder anderen Form betroffen sind, bleibt die Familie die Keimzelle unserer Gesellschaft. Sie gibt uns Halt und Wärme, hier finden wir Unterstützung und Orientierung und so etwas wie Geborgenheit in einer immer schnelllebigeren Welt. Gerade unser Zusammenleben in der Familie ist mit vielen Träumen verbunden: Wir freuen uns über ein eigenes Heim mit Garten, wir denken an Reisen und Ausflüge, wir wünschen uns Kinder und sind stolz, wenn sie die ersten selbstständigen Schritte in ihr eigenes Leben unternehmen oder ihre Ausbildung absolvieren.

Doch wie schnell können solche Träume zerplatzen! Gerade Krankheiten können wir uns kaum vorstellen oder wir verdrängen sogar die Tatsache, dass uns ein schweres Schicksal ereilen könnte. Wir verharmlosen, wir versuchen, uns zu beruhigen, schieben Symptome mit einer belanglosen Handbewegung oder Bemerkung zur Seite oder denken zunächst an eine Grippe oder allgemeines Unwohlsein.

Ist uns jedoch bewusst, wie schnell wir einen Schlaganfall erleiden können? Wissen wir eigentlich um die Risikofaktoren und die Warnsymptome, um schnell handeln zu können? Schauen wir nicht zu oft in unseren Freundeskreis oder in die Nachbarschaft und sprechen über einen Schlaganfall, ohne über unser eigenes Schicksal nachzudenken? Dabei sind die Zahlen auch für die Bundesrepublik alarmierend.

Mehr als 250.000 Menschen erleiden jedes Jahr einen Schlaganfall. Hildegund Heinl war eine von ihnen. In ihrem Buch *Und wieder blühen die Rosen. Mein Leben nach dem Schlaganfall* legt sie Zeugnis ab über die schwierigsten Jahre in ihrem Leben. Sie schildert das Auftreten der ersten Symptome, wie sie sich selber zunächst mit Ausreden beruhigt, um dann doch mit dem undenkbaren konfrontiert zu werden: dem Schlaganfall! Hildegund Heinl erzählt schonungslos von ihren Gefühlen, als sie den Weg durch die verschiedenen Versorgungs- und Rehabilitationseinrichtungen geht. Ständig mit dem Gedanken fertig zu werden, vielleicht ein Leben lang behindert zu sein, nicht mehr am gesellschaftlichen Leben teilnehmen zu können oder den Kindern zur Last zu fallen – aber immer auch beseelt von dem Willen, ihr eigenes Schicksal anzunehmen und wieder ihr Leben in die Hand zu nehmen!

Sie beschreibt in ihrem Buch, wie wichtig es ist, Menschen aus Familie und Freundeskreis an der Seite zu wissen, die einem Mut und Hoffnung zusprechen, Trost geben, Hilfe gewähren und ein offenes Ohr für die Sorgen und Nöte des Betroffenen und seiner Angehörigen haben. Aber sie beweist mit ihrem Buch auch, wie wichtig es bleibt, nicht den Mut zu verlieren und selbst etwas für sein eigenes „Ich" zu tun. In diesem Sinne entstand nicht nur ein Lebensbericht über einen einzelnen Menschen, sondern es wurde auch ein wichtiges Dokument für unsere Gemeinschaft geschaffen.

Als ich 1992 die Stiftung Deutsche Schlaganfall-Hilfe gründete, wussten viele Menschen zu dem damaligen Zeitpunkt noch nichts über Risikofaktoren und Warnsymptome, über Maßnahmen im Ernstfall und über den dornenreichen und langwierigen Weg der Versorgung und Rehabilitation. Für Außenstehende ist es oftmals kaum nachvollziehbar, was ein Schlaganfall für eine Familie, für den Partner, die Eltern, die Kinder, die Verwandten und Bekannten und Freunde bedeutet.

Ein Schlaganfall ist für Betroffene und deren Angehörige eine menschliche Tragödie: Denken wir nicht allein nur an die finanzielle Not, sondern auch an die große psychische Belastung, die aufopferungsvolle Versorgung und Pflege, die Sorgen um die Zukunft der ganzen Familie, oftmals das Ende des Berufslebens, aber auch die lebenslange Angst.

Aus meiner langjährigen Erfahrung als Präsidentin und Gründerin der Stiftung Deutsche Schlaganfall-Hilfe weiß ich aber auch, wie wichtig es ist, dass Menschen über ihre Krankheit und ihre Gefühle und Empfindungen berichten. Gerade diese Schilderungen können Betroffenen einen Halt und Hoffnung geben, weil sie wissen, dass sie mit ihrer

Krankheit nicht alleine sind. Daher bin ich Hildegund Heinl zu besonderem Dank verpflichtet, dass sie mit ihrem Buch einen wertvollen Beitrag für diese Menschen leistet, indem sie ihnen ein Stück Wärme vermittelt, ihnen Hilfestellung leistet und Wege der Hoffnung aufzeigt. Ihr Engagement im Dienste der Gemeinschaft ist für mich ein Vorbild für eine aktive und lebendige Bürgergesellschaft. Es freut mich ganz besonders, dass insbesondere durch eine Betroffene ein ganz wichtiger Beitrag geleistet werden konnte für das Leben – gegen den Schlaganfall!

Liz Mohn
Präsidentin der Stiftung Deutsche Schlaganfall-Hilfe

ANHANG

KERNSPINTOMOGRAFIE

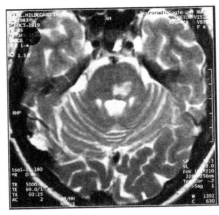

Diagnose: Ausgedehnter pontiner Hirnstamminfarkt links.
Die Schädigung stellt sich als hellgrauer Bezirk dar, der
nahezu die gesamte linke Seite der Brücke (Pons) einnimmt.

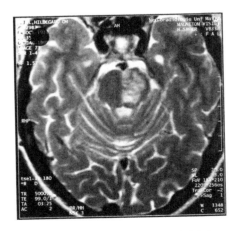

Aufnahmen vom 1.6. 1999, Uniklinik Mainz

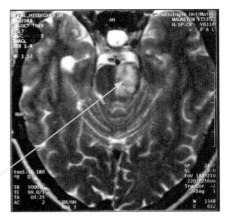

Durch den Hirnstamm ziehen auf engem Raum viele wichtige Nervenbahnen zum Körper. Selbst kleine Läsionen richten hier großen Schaden an.

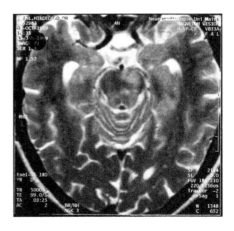

GLOSSAR

Affektausbruch – Gefühlsausbruch

Antagonist – Gegenspieler

ataktisch – unfähig, Bewegungsabläufe zu koordinieren

AutoMove 800 – Gerät zur Elektrostimulation der gelähmten Muskulatur der Firma Danmeter

Bobath-Konzept – Behandlungskonzept für die zentralen spastischen Lähmungen

CT (Computer-Tomografie) – bildgebendes Untersuchungsverfahren von Organen. Computer-Röntgen-Schichtaufnahmen

Dekubitus – Druckgeschwür

Dendriten – Nervenzellfortsätze

Dysarthrophonie – Sprachstörung durch Teillähmung der Sprechmuskeln

EMG – elektrische Aktivität des Muskels

Ergotherapie – Beschäftigungstherapie

Fazilation – Anregung von Bewegungsimpulsen

Feldenkrais – Entspannungsverfahren nach Moshé Feldenkrais

Furchtsystem – ein auf Furcht konditioniertes neuronales Hirnsystem

Geriatrie – Lehre von den Alterskrankheiten

Hirnstamm – Verbindung zwischen Großhirn und Rückenmark. Ort lebenswichtiger vegetativer Zentren

Hemiplegie – Halbseitenlähmung

Hypertonus – vermehrte Spannung in der Muskulatur

Identitätsstörung – Störung des Ich-Bewusstseins

IMT (Ideomotorisches Training) – allein durch die Vorstellung einer Bewegung können sensomotorische Zentren im Gehirn so aktiviert werden, dass die Willensimpulse in den ableitenden Nervenbahnen zum Zielmuskel geleitet werden

Infarkt – abgestorbenes Gehirngewebe im Versorgungsgebiet einer Hirnarterie durch Verschluss des Gefäßes

Inhibition – Hemmung von Bewegungsimpulsen

Intention – Absicht, Ziel

Kasseler Patellarsehnenbandage – ein schmales, straffes Band, unter der Kniescheibe angelegt, das durch Druck auf die Kniescheibensehne den Oberschenkelstreckmuskel (vastus med.) zur schnelleren Tonisierung anregt

Kontraindiziert – gegenangezeigt

Logopädie – Sprach- und Sprechheilkunde

MRT (Magnet-Resonanz-Tomografie) – bildgebendes Verfahren zur Darstellung von Organen in Schichtbildern

Neglect – krankhafte Nicht-Wahrnehmung und Vernachlässigung einer Körperhälfte

Oberflächensensibilität – Oberflächengefühl

Ödem – Flüssigkeitsansammlung im Gewebe

Physiotherapeutin – Krankengymnastin

Plastizität – Anpassungsfähigkeit

Pons – die Brücke: Verbindungsstück im Hirnstamm zwischen Mittelhirn und Rückenmark

Pontiner Hirnstamminfarkt – die Brücke, ein Teil des Hirnstamms, verbindet die verschiedenen Hirnregionen; hier liegt der Infarkt

Prognose – Voraussage

progredient – fortschreitend

propriozeptiv – Wahrnehmungen aus dem eigenen Körper vermittelnd (aus Muskeln, Sehnen, Gelenken)

Pyramidenbahnen – motorische Nervenbahnen, die von der Hirnrinde über das Rückenmark zum Zielmuskel führen. Sie kreuzen zu ca. 80 bis 90 Prozent im Hirnstamm auf die Gegenseite

Rollator – Gehwagen

Spasmen, spastisch – krampfartig erhöhte Muskelspannung

stimulieren – reizen

subcortical – unter der Hirnrinde

Sütterlinschrift – so genannte deutsche Schriftform, die Anfang des 20. Jahrhunderts verwendet wurde

Symptomatik – Krankheitszeichen

Synergieeffekt – Massenbewegung der spastischen Muskulatur

Theraband – Trainingsband in verschiedenen Längen und Stärken zum Strecken für Dehn- und Krafttraining

Tiefensensibilität – Wahrnehmung der Gelenke in ihrer Stellung im Raum

Transitorische Ischämische Attacke (TIA) – vorübergehende Durchblutungsstörung im Gehirn mit flüchtigen neurologischen Ausfällen (bis zu 24 Stunden)

Trauma – Gewalteinwirkung, Verletzung

vegetative Zentren – Zentren des autonomen Nervensystems, die unwillkürliche Funktionen wie Herzrhythmus, Atmung, Drüsenfunktionen usw. steuern

Zirkumduktion des Beines – Herumführen des Beines, typischer Gang des Hemiplegikers

HILFREICHE ADRESSEN

Hier finden Sie eine kleine Auswahl von wichtigen Adressen zum Thema Schlaganfall. Weitere Adressen vermittelt Ihnen Ihr Krankenhaus oder Ihr Hausarzt.

Stiftung Deutsche Schlaganfall-Hilfe

Carl-Miele-Straße 210

33311 Gütersloh

T: 05241 97700

E: info@schlaganfall-hilfe.de

www.schlaganfall-hilfe.de

Deutsche Schlaganfall-Gesellschaft

Reinhardtstraße 17C

10117 Berlin

E: info@dsg-berlin.org

www.dsg-info.de

Bundesarbeitsgemeinschaft für Rehabilitation

Solmsstraße 18

T: 069 60 50 18 0

E: info@bar-frankfurt.de

www.bar-frankfurt.de

SRH Holding

(vormals Stiftung Rehabilitation Heidelberg)

Bonhoefferstraße 1

69005 Heidelberg

T: 06221 8223 0

E: info@srh.de

www.srh.de

Bund Deutscher Hirngeschädigter

Humboldstraße 32

53115 Bonn

T: 0228 96 98 40

E: info@bdh-reha.de

www.bdh-reha.de

Bundesarbeitsgemeinschaft Werkstätten für behinderte Menschen

Sonnemannstraße 5

60314 Frankfurt am Main

T: 069 94 33 94 0

E: info@bagwfbm.de

www.bagwfbm.de

Bundesarbeitsgemeinschaft (BAG) der Clubs Behinderter und ihrer Freunde

Eupener Str. 5

55131 Mainz

T: 06131 22 55 14

Bagcbf@aol.com

www.bagcbf.de

Deutscher Bundesverband für Logopädie

Augustinusstraße 11a

50226 Frechen

T: 02234 69 11 53

E: info@dbl-ev.de

www.dbl-ev.de

Nationale Kontakt- und Informationsstelle zur Anregung und Unterstützung von Selbsthilfegruppen (NAKOS)

Otto-Suhr-Allee 115

10585 Berlin-Charlottenburg

T: 030 31 01 89 60

E: selbsthilfe@nakos.de

www.nakos.de

Bundesverband für die Rehabilitation der Aphasiker e.V.

Klosterstraße 14

97084 Würzburg

T: 0931 25 01 30 0

E: info@aphasiker.de

www.aphasiker.de

Informationen für Reisen und Urlaub sind zu erhalten bei:

Bundesverband Selbsthilfe Körperbehinderter e.V

Altkrautheimer Straße 20

74238 Krautheim

T: 06294 4281 0

E: info@bsk-ev.org

www.bsk-ev.org

Bundesarbeitsgemeinschaft Hilfe für Behinderte e.V.

Kirchfeldstraße 149

40215 Düsseldorf

T: 0211 30 13 14 0

www.bag-selbsthilfe.de

Deutscher Verband für Physiotherapie

Zentralverband für Krankengymnasten (ZVK)

Deutzer Freiheit 72-74

50528 Köln

T: 0221 981 09 70

www.physio-deutschland.de

Deutscher Verband der Ergotherapeuten

Becker-Göring-Str. 26/1

76307 Karlsbad-Ittersbach

07248 91 81 0

info@dve.info

www.dve.info

Österreichische Gesellschaft für Schlaganfall-Forschung

www.oegsf.at

Diagnose Schlaganfall – Symptome und Therapie

www.schlaganfall-info.at

Schweizerische Vereinigung der Gelähmten

www.aspr-svg-ch

LITERATUR

Zur leichteren Orientierung habe ich die Literatur folgen-
den Kategorien zugeordnet:

E: Erfahrungsberichte von Betroffenen

P: Populärwissenschaftliche Abhandlungen

R: Ratgeber

W: Wissenschaftliche Abhandlungen

Bauby, J. D.: Schmetterling und Taucherglocke, Paul Zsolnay 1997 (E)

Bobath, B.: Die Hemiplegie Erwachsener, Thieme 1998 (W)

Bobath, B. und Bobath, K.: Die motorische Entwicklung bei Zerebralpare-
sen, Thieme 1998 (W)

Bühlau, W.: Motorische Störungen nach Schlaganfall, in: Zeitschrift für Neu-
rologie und Rehabilitation 4, 1996 (W)

Bundesministerium für Gesundheit (Hrsg.): Schlaganfall, Praktischer Ratgeber, Bonn 1995. Kostenlose Broschüre beim Bundesministerium für
Gesundheit erhältlich (R)

Damasio, A.: Descartes' Irrtum, Deutscher Taschenbuch Verlag 1997 (P)

Damasio, A.: Ich fühle, also bin ich, Econ Ullstein List 2000 (P)

Danz, J. und Gutierrez-Lopez, S.: Behandlung der Hemiplegie mit inten-
tionsabhängiger EMG-getriggerter Muskelstimulation, in: Physikalische
Medizin, Zeitschrift für Rehabilitationsmedizin 81, 1994, S. 5-9 (W)

Davies, P. M.: Im Mittelpunkt, Springer 1990 (W)

Duus, P.: Neurologisch-topische Diagnostik, Thieme 1996 (W)

Feldenkrais, M.: Bewusstheit durch Bewegung, Suhrkamp 1996 (P)

Fries, W., Freivogel, S. und Beck, B.: Rehabilitation von Störungen der Willkürmotorik, in: Frommelt, P. und Grötzbach, H. (Hrsg.): NeuroRehabilitation. Grundlagen, Praxis, Dokumentation, Blackwell 1999 (W)

Herrschaft, H.: Moderne Therapiestrategien beim akuten ischämischen Hirninfarkt, MHV Medizinverlage 1998 (W)

Hossmann, K.-A.: Neue Wege zur Therapie des Schlaganfalles, Deutsches Ärzteblatt 34-35, 19, 1997, S. 2192-2194 (W)

Krämer, G.: Schlaganfall von A–Z, Trias 1997 (R)

Krämer, G.: Dem Schlaganfall vorbeugen, Trias 1997 (R)

Krämer, G.: Schlaganfall: Was Sie jetzt wissen sollten, Trias 1997 (R)

Langreth, R.: Repairing the brain, Forbes Guilford Pharmaceuticals, Forbes Global, 7, 2000 (W)

LeDoux, I.: Das Netz der Gefühle, Hanser 1996 (P)

Mokrusch, T.: Behandlung der hirninfarktbedingten spastischen Hemiparese mit EMG-getriggerter Elektrostimulation, in: Neurologische Rehabilitation 2, 1997, S. 82-86 (W)

Pantke, K.-H.: Locked-In, Gefangen im eigenen Körper, Mabuse 1999 (E)

Ramachandran, V. S.: Phantoms in the Brain, Fourth Estate 1999 (P)

Reaney, P.: Scientists identify protein linked to nerve repair, Yahoo-Reuters, 26.01.2000 (W)

Schaff, P. S.: Der Effekt infrapatellarer Sehnenbandagen auf das EMG-Muster, in: Orthopädie Traumatologie 2, 1995, S. 118-124 (W)

Sitzer, M.: Schlaganfall. Vorbeugung, Behandlung, Nachsorge, Mosaik 1998 (R)

Spitzer, M.: Geist im Netz, Spektrum Akademischer Verlag 2000 (P)

Vigand, Ph. und Vigand, St.: Verdammte Stille, Diana 1999 (E)

Zemach-Bersin, D., Zemach-Bersin, K. und Reese, M.: Gesundheit und Beweglichkeit. 10 Feldenkrais-Lektionen, Kösel 1992 (R)

Zippel, Ch.: Schlaganfall, Verlag Gesundheit 1998 (R)

ANMERKUNG

Auch auf das ausführliche und lesenswerte Interview, das Prof. Dr. Arist von Schlippe mit meiner Mutter nach der Erstveröffentlichung des vorliegenden Buches führte, sei hingewiesen.

Es erschien unter dem Titel *„Und wieder blühen die Rosen ..."* in der Zeitschrift Psychotherapie im Dialog 3, 1, 2002, S. 87–92

AUSKLANG

Calm Spirits

The peace, the silence, the hours passing by.

The murmurs floating in the background.

The divine feeling of stillness I encounter.

Flowers roaming sweet aromas in the sudden heat of the hour.

Slowly, shifting our minds to fall asleep, not knowing where we are.

Do we care?

Relax in the freedom of one's own consciousness.

Space out the tiredness in your own wish.

Ana Sophia Sawaya Heinl

ÜBER DIE AUTORIN

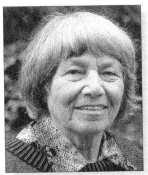

Dr. med. HILDEGUND HEINL
1919 – 2005
Ärztin für Orthopädie und Psychotherapie
Pionierin der Psychosomatischen Orthopädie
Trägerin des Bundesverdienstkreuzes

Medizinstudium in Berlin, Würzburg, Freiburg
und Prag

Promotion in Prag 1944

Langjährige orthopädische Praxistätigkeit in Mainz

Mitbegründerin und Lehrtherapeutin des Fritz
Perls Instituts, FPI

Lehrtherapeutin der Österreichischen
Ärztekammer, ÖAK

Co-Leiterin des psychosomatischen
Ausbildungscurriculums am Zentrum für
Wissenschaft und Weiterbildung in Schloss
Hofen, Bodensee

Umfangreiche Seminar- und Vortragstätigkeit u.a.
im Rahmen der Lindauer, Lübecker und Bad
Wildunger Psychotherapiewochen

Lehrveranstaltungen in Psychotherapie und

Psychosomatik in Deutschland und Österreich

Psychotherapeutische und psychosomatische Weiterbildung im Soonwald Schlösschen in Mengerschied/Hunsrück

Zahlreiche Veröffentlichungen auf dem Gebiet der Psychosomatik der Orthopädie

Autorin des Buches Und wieder blühen die Rosen. Mein Leben nach dem Schlaganfall. 2001 Erstausgabe bei Kösel, danach bei Herder 2009

2014 Wiederausgabe als Taschenbuch und EBook bei Thinkaeon

Hommage an HH bei www.ThinkClinic.com

BÜCHER VON HILDEGUND HEINL UND PETER HEINL

IM THINKAEON VERLAG

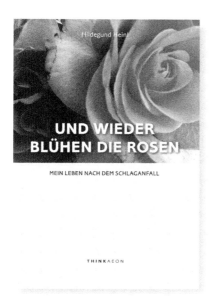

Neu erschienen als Buch und als EBook

UND WIEDER BLÜHEN DIE ROSEN

Mein Leben nach dem Schlaganfall

Erstmals erschienen bei Kösel, München, 2001

Heinl, H.: Thinkaeon, London, 2015 (Neuauflage)

Erhältlich über www.Amazon.de

Peter Heinl

›Maikäfer flieg, dein Vater ist im Krieg ...‹

Seelische Wunden aus der Kriegskindheit

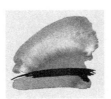

„MAIKÄFER FLIEG, DEIN VATE IST IM KRIEG ..."

Seelische Wunden aus der Kriegskindheit

Heinl, P.: Kösel, München, 1994, (8. Auflage)

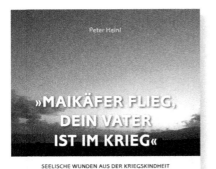

Neu erschienen als Buch und als EBook

„MAIKÄFER FLIEG, DEIN VATER IST IM KRIEG ..."

Seelische Wunden aus der Kriegskindhei

Erstmals erschienen bei Kösel, München, 1994

Heinl, P.: Thinkaeon, London, 2015

Erhältlich über www.Amazon.de

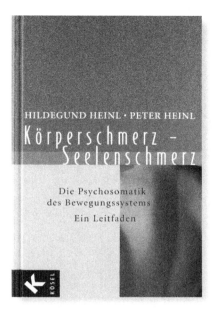

KÖRPERSCHMERZ-SEELENSCHMERZ

Die Psychosomatik des Bewegungssystems

Ein Leitfaden

Heinl, H. und Heinl. P.: Kösel, München 2004 (6. Auflage)

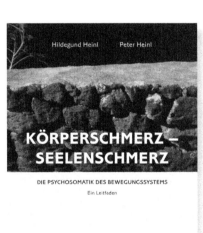

Neu erschienen als Buch und als EBook

KÖRPERSCHMERZ-SEELENSCHMERZ

Die Psychosomatik des Bewegungssystems

Ein Leitfaden

Erstmals erschienen bei Kösel, München, 2004

Heinl, H. und Heinl. P.: Thinkaeon, London, 2015 (Neuauflage)

Erhältlich über www.Amazon.de

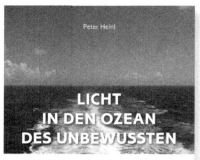

Neu erschienen als Buch und als EBook

LICHT IN DEN OZEAN DES UNBEWUSSTEN

Vom intuitiven Denken zur Intuitiven Diagnostik

Ein Leitfaden in den Denkraum

Heinl, P.: Thinkaeon, London, 2014

Erhältlich über www.Amazon.de

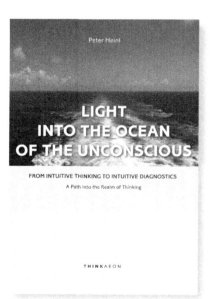

Soon available

LIGHT INTO THE OCEAN OF THE UNCONSCIOUS

From Intuitive Thinking to Intuitive Diagnostics

A Path into the Realm of Thinking

Heinl, P.: Thinkaeon, London, 2017

Soon available via Amazon

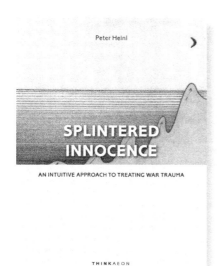

Neu erschienen als Buch und als EBook

SPLINTERED INNOCENCE

An Intuitive Approach to Treating War Trauma

Erstmals erschienen bei Routledge,
London New York, 2001

Heinl, P.: Thinkaeon, London, 2015

Erhältlich über www.Amazon.de

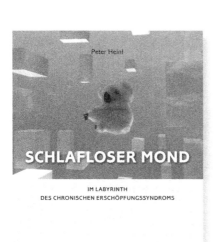

Neu erschienen als Buch und als EBook

SCHLAFLOSER MOND

Im Labyrinth des Chronischen Erschöpfungssyndroms

Heinl, P.: Thinkaeon, London, 2016

Erhältlich über www.Amazon.de

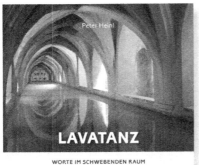

Neu erschienen als Buch und als EBook

LAVATANZ

Worte im schwebenden Raum

Heinl, P.: Thinkaeon, London, 2016

Erhältlich über www.Amazon.de

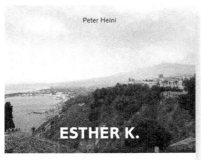

Neu erschienen als Buch und als EBook

ESTHER K.
GENANNT EMMA

Eine Märchenfantasie

Heinl, P.: Thinkaeon, London, 2016

Erhältlich über www.Amazon.de

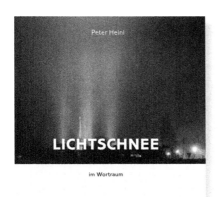

Neu erschienen als Buch und als EBook

LICHTSCHNEE

im Wortraum

Heinl, P.: Thinkaeon, London, 2016

Erhältlich über www.Amazon.de

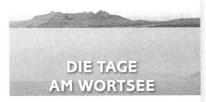

Neu erschienen als Buch und als EBook

DIE TAGE AM WORTSEE

Roman

Heinl, P.: Thinkaeon, London, 2016

Erhältlich über www.Amazon.de

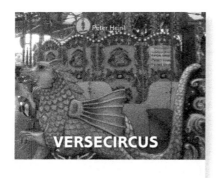

Neu erschienen als Buch und als EBook

VERSECIRCUS

Heinl, P.: Thinkaeon, London, 2016

Erhältlich über www.Amazon.de

Printed in Great Britain
by Amazon

31531591R00106